DE LA

POSITION DE L'OPÉRÉ

DANS LES

INTERVENTIONS SUR LA TÊTE & SUR LE TRONC

PAR

Le Dr Maurice DENIS

ANCIEN INTERNE DES HOPITAUX
ET DE LA MATERNITÉ DE L'HOPITAL SAINT-LOUIS
ANCIEN ASSISTANT D'OTO-RHINO-LARYNGOLOGIE A LA CLINIQUE ANNEXE DE LA FACULTÉ

PARIS
LIBRAIRIE MÉDICALE ET SCIENTIFIQUE
JULES ROUSSET
1, RUE CASIMIR-DELAVIGNE ET RUE MONSIEUR-LE-PRINCE, 12
(Anciennement 36, rue Serpente)

1905

A MON PÈRE

ET

A MA MÈRE

Témoignage d'affectueuse reconnaissance

A MES MAITRES DANS LES HOPITAUX

Externat

    1898-1899 M. le Docteur GUILLEMAIN
             M. le Docteur DEMOULIN
    1899-1900 M. le Docteur FAISANS

Internat provisoire.

    1900-1901 M. le Docteur SÉGLAS

Internat.

    1901-1902. M. le Docteur AUVARD
             M. le Docteur WALTER, Professeur agrégé
    1902-1903 M. le Docteur MICHAUX
    1903-1904 M. le Docteur MOIZARD
    1904-1905 M. le Docteur ROCHARD

A MM. les Docteurs BOUFFE de SAINT-BLAISE,
FLORAND, DE GRANDMAISON, MORESTIN,
SOUQUES

A M. LE Dr CASTEX

CHARGÉ DES COURS D'OTO-RHINO-LARYNGOLOGIE.
A LA FACULTÉ DE MÉDECINE DE PARIS

Auquel j'adresse mes meilleurs remerciements pour l'honneur qu'il m'a fait en m'accueillant comme Assistant dans sa Clinique de la Faculté.

A M. le Professeur Paul BERGER

PROFESSEUR DE CLINIQUE CHIRURGICALE
MEMBRE DE L'ACADÉMIE DE MÉDECINE
CHIRURGIEN DES HOPITAUX

*Qui a bien voulu me faire le grand
honneur d'accepter la présidence de
cette thèse.*

INTRODUCTION

« Il y aurait, à l'heure présente, tout un chapitre à écrire sur l'attitude dans le traitement des maladies et après les opérations, un chapitre neuf ou renouvelé, car les conceptions anciennes, exclusivement mécaniques, ne cadrent plus avec les données pathogéniques modernes, et pourtant, même dans les infections, on ne saurait dénier aux attitudes une réelle influence sur l'évolution locale du processus. Faut-il rappeler les résultats de l'élévation permanente des membres dans les phlegmons, ou encore la position déclive « à la Trendelenburg », maintenue 12 ou 15 jours, à la suite des opérations buccopharyngées, et que M. Sébileau recommandait tout récemment. ? »

En écrivant ces lignes en tête d'un article paru dans la *Semaine Médicale* (15 juin 1904), M. le Docteur Lejars nous signalait l'intérêt que pourrait présenter la synthèse des travaux épars dans la littérature médicale sur ce sujet, et nous n'avons pas hésité à faire dans ce sens des recherches qui ont largement confirmé ses prévisions,

Aussi bien n'est-ce point là une question récente. Depuis longtemps, des travaux nombreux ont été publiés sur ces notions, et Nélaton n'a pas jugé indigne de lui, d'en faire le sujet de sa thèse d'agrégation.

Dans les pages qui vont suivre, nous envisagerons la position exclusivement au point de vue de *l'acte opératoire* ; mais, faisant retour sur des considérations qu'on ne rappellera jamais trop, nous voudrions tenter de justifier notre travail en montrant rapidement l'intérêt qui s'attache à cette question envisagée au point de vue de *l'examen*, ainsi qu'au point de vue *thérapeutique*.

Mis en présence d'un malade, le premier soin du médecin est de poser un diagnostic précis, d'où découleront tout naturellement le pronostic et les indications thérapeutiques. S'il est vrai que le domaine des sciences médicales s'est considérablement élargi, si nos moyens d'investigation se sont perfectionnés, si de nouveaux procédés d'exploration se sont ajoutés aux anciens, il importe cependant de ne pas refuser à la vieille clinique, qui a fait le succès de nos maîtres, la place à laquelle elle a droit. Avant de recourir à des épreuves chimiques, bactériologiques, etc., il faut examiner son malade d'une façon méthodique et complète.

Or, l'interrogatoire terminé pour profiter de l'examen, il importe de « bien situer son malade » c'est-à-dire de lui faire prendre la position qui mettra le mieux en valeur la région que l'on veut explorer.

Faut-il rappeler ici l'importance qu'attachent les oto-rhino-laryngologistes à la situation de la tête du malade pour l'inspection du rhino-pharynx ou du larynx.

L'examen des organes intra-thoraciques, du cœur en particulier, se fait généralement dans la position couchée ; cependant, pour différencier un souffle extra-cardiaque, Potain n'a-t-il pas montré l'intérêt de la position assise ?

Savoir examiner le dos d'un enfant qu'on soupçonne atteint d'affection du squelette vertébral, est chose capitale en chirurgie infantile. Dans un premier temps, *l'enfant étant debout*, on passe successivement en revue, les faces antérieure, latérale et postérieure du tronc. Mais il y a plus, et tous les orthopédistes ne sauraient oublier de rechercher la mobilité de la colonne vertébrale en faisant exécuter à l'enfant des *mouvements d'assouplissement* en avant, en arrière et sur les côtés, de même qu'en le mettant *couché à plat ventre* sur le lit. De cette façon, seulement, il est possible de reconnaître la plus légère asymétrie du thorax, et, s'il s'agit de scoliose, de formuler un pronostic précis, basé sur la présence ou l'absence d'une déformation costale.

Rien n'est difficile en clinique comme la mise au point du diagnostic dans les affections abdominales. Constamment, il faut lutter contre la résistance des parois qui crée de très grosses et souvent invincibles difficultés. Et c'est une notion courante de *bien allonger* son malade en relevant la tête, et en faisant fléchir les cuisses sur le bassin dans le but de relâcher au maximum la sangle musculaire.

L'examen de l'appareil urinaire nous fournit un nouvel exemple de la nécessité d'une position judicieuse. On sait avec quel soin les urologistes ont décrit l'attitude convenable par le diagnostic des affections du rein. S'agit-il de la vessie et de la prostate, des considérations de même ordre ont été maintes fois exposées. Et, tout récemment encore, dans un article sur « les calculs phosphatiques de la vessie » (1) M. le Docteur Guiart écrivait en matière de conclusion: « Le diagnostic de ces calculs par l'exploration directe, que rend quelquefois presqu'impossible une proéminence intravésicale excessive du lobe moyen de la prostate, peut être étonnamment simplifié par un artifice consistant à placer le malade, pour l'examiner, dans une position très fortement renversée, au moyen du lit spécial de Trendelenburg. Alors, le sommet de la vessie devient sa région la plus déclive, et, comme les déformations séniles y sont inconnues, il offre un champ d'action très favorable, les calculs y sont entraînés par la seule action de la pesanteur, et rendus très facilement accessibles soit à l'explorateur métallique, soit au lithotriteur ».

L'exploration clinique du côlon pelvien n'est pas de celles que l'on pratique couramment, et cependant, en face de troubles pouvant être rapportés

____

(1) Ann. des Malad. des org. génito-urinaires (1ᵉʳ juillet 1904).

indifféremment à un cancer ou à une côlite hyper-
trophique, il importe beaucoup de faire un examen
méthodique et *approfondi*. Or, dans sa thèse sur le
« traitement chirurgical du cancer du côlon pelvien »,
Duval précise les règles auxquelles doit être soumise
la palpation abdominale. « Il convient de chercher
un point de repère fixe, qui, permettant de trouver
d'une façon certaine une portion de colon pelvien,
vous conduise sur les autres. La palpation du colon
pelvien tout d'abord doit être pratiquée *sur un plan
incliné à 45° en moyenne*. Il faut surélever le siège
à l'aide de coussins résistants (et non mous comme
des oreillers), à l'aide de draps pliés sur eux-mêmes.
Mieux vaut cependant employer un plan incliné en
fer, élevé au second cran seulement.

Cette position a un double avantage elle vide
tout d'abord le bassin de toutes les anses grêles,
déblaie de même les fosses iliaques, ne laissant
dans le bassin que le côlon pelvien, à moins,
que, très long, il ne remonte vers l'ombilic. Puis elle
relâche la paroi abdominale, et supprime souvent la
rétraction instinctive des droits, qu'on est cependant
parfois obligé de demander à l'anesthésie générale. »

Plus loin il écrit « Le toucher rectal associé à la
palpation abdomino-pelvienne est, sans conteste, le
meilleur moyen d'exploration. La *position sur plan
incliné* convient mieux que la position de la taille périnéale, parce que dans cette dernière, la jambe gauche
repliée du patient gêne fortement l'explorateur ».

Si maintenant nous interrogeons la gynécologie,

nous verrons l'importance que jouent, dans cette branche des sciences médicales, les questions de position. Pour être complet, en effet, l'examen de l'appareil génital de la femme devrait être pratiqué sous 4 attitudes successives.

La femme *étant debout*, les jambes écartées, les cuisses légèrement fléchies, on apprécie la situation habituelle de l'utérus pendant la marche et les efforts ce qui permet de dépister les moindres troubles de statique (déviation, abaissement, etc...) Rien n'est plus simple alors que de vérifier l'action de l'effort sur le plancher périnéal et de découvrir les signes d'un prolapsus au début.

Se rappelant qu'un examen consciencieux doit dépasser la sphère des organes qui paraissent en jeu, il convient ensuite de pratiquer le palper abdominal *en position horizontale*.

Puis, ceci fait, on procède à *l'examen gynécologique* ordinaire dont il serait superflu de rappeler ici même les règles. Et, le plus souvent, on borne là ses investigations.

Or, il y a mieux à faire à notre sens, et nous ne saurions passer sous silence l'examen en *position déclive* sur laquelle l'attention a été attirée ces temps derniers. Le premier, le professeur Freund, de Strasbourg, dans un travail paru sous la signature de son assistant Ventz, insista sur ces notions; en 1891 Von Stroynowski (1) fait paraître une publication sur

(1) Position de Trendelenburg appliquée à l'examen gynécologique. Centralbl. für gynécologie, 1891, n° 2.

ce sujet qui est étudié à deux reprises par Benttner (1). Enfin, dans la Presse Médicale (1898-1899) Jayle de son côté recommande très chaleureusement cette position au cours de l'examen des annexes, de l'utérus et du vagin.

Dans cette attitude en effet, l'air pénètre dans le vagin, et les parois vaginales se tendent, si bien qu'avec une valve ou même seulement deux doigts déprimant le plancher périnéal, on a une vue parfaite sur le col et les culs-de-sacs. En outre, dans le cas de parois abdominales trop tendues, trop sensibles, trop épaisses, quand au veut tirer au clair un examen difficile de la cavité pelvienne, rien ne vaut la position déclive comme l'ont bien montré les observations de Benttner et de Jayle.

De la *position genu pectorale*, nous dirons peu de chose. Très recommandée en Angleterre, elle est mal accueillie en France, et il faut certains cas exceptionnels (fistules vésico-vaginales, utérus ou tumeur enclavée, par exemple) pour qu'on pense à lui demander un supplément d'information.

Ces considérations préliminaires que nous nous excusons d'avoir faites aussi longues, sont de nature, nous le croyons, à intéresser les médecins à cette question de l'attitude. Et ce qui prouve bien qu'au point de vue *thérapeutique* ce n'est pas là une notion banale, c'est que tout dernièrement (New-York Med. Journ. 17 septembre 1904) le Dr King publiait une

______

(1) Massage gynécologique en position déclive : Centralblatt fur gynécolog. 1897, n° 19. Revue médicale de Suisse Romande, 20 avril 1898.

observation de placenta prœvia dont l'hémorrhagie inquiétante ne cessa que dès qu'il eut placé la malade en position déclive. Et nous pourrions encore ajouter le cas relaté par M. Gallois (Bulletin de Thérapeutique 15 juin 1904) d'une occlusion intestinale causée par un fibrome utérin et guéri par le *décubitus latéral droit.*

PREMIÈRE PARTIE

OPÉRATIONS SUR LA TÊTE ET LE COU

Depuis la découverte de l'anesthésie, l'objectif de tous les chirurgiens opérant sur la tête et le cou, et plus spécialement sur les fosses nasales, la bouche, le pharynx et le larynx, a été de rechercher un ou des procédés permettant de procurer au malade le bénéfice d'une narcose complète et de le mettre en même temps à l'abri du danger des hémorrhagies.

Et ce ne sont pas là des difficultés chimériques! Une hémorrhagie abondante *en nappe*, que la forci-pressure ne peut arrêter, et qui ne cède qu'au tamponnement, vient à chaque instant masquer le champ opératoire, et, chose plus grave, tend à faire irruption dans les voies aériennes. Ainsi, crainte immédiate d'asphyxie, le réflexe protecteur de la toux étant aboli, crainte éloignée des pneumonies d'aspiration qui sont si meurtrières, administration de l'anesthésique très pénible par suite du siège des manœuvres opératoires, tout semble réuni à plaisir pour rendre délicates ces interventions.

Sans doute, avec de l'habitude, du sang-froid, de la sûreté de main, avec ces qualités qui font les chirurgiens habiles et heureux, il n'y a pas lieu d'exagérer outre mesure les risques de l'opération.

Et, cependant il faut se rappeler la responsabilité morale qui pèse sur chacun de nous, et de ce chef ne négliger aucune des précautions susceptibles de donner plus de sécurité et de précision aux temps opératoires.

Que n'a-t-on pas imaginé pour éviter l'entrée du sang dans le larynx ?

Certains, pour conserver le réflexe de la toux, fonction de la sensibilité laryngienne, renoncent à l'anesthésie générale. Ainsi Verneuil, qui, pour la résection du maxillaire supérieur, endormait son malade pendant les temps extra-buccaux, puis le réveillait, le faisait asseoir et terminait en pratiquant la section osseuse. Plus énergique encore dans l'application de cette méthode, Krönlein (Congrès de Chirurgie de Berlin, 1901), fait toute l'intervention avec l'anesthésie localisée, et les résultats semblent bien lui donner raison, puisque, pour la résection du maxillaire supérieur, par exemple, il n'accuse que 3 pour 100 de mortalité alors que la moyenne est de 15 pour 100.

Comment oserions-nous actuellement priver nos malades du grand bienfait de l'anesthésie ! Si encourageantes soient-elles, les conclusions de Krönlein ne sauraient entraîner notre adhésion.

D'autres obstruent d'une façon quelconque le

larynx ou la trachée, et assurent la respiration et la narcose au moyen d'une canule trachéale ou d'un tube laryngien. Pendant un certain temps, la *trachéotomie préventive* avec canule tampon de Trendelenburg ou tout instrument analogue, était recommandée par la plupart des chirurgiens. La tâche du chloroformisateur était ainsi des plus simples, et rares étaient les cas où le sang faisait irruption dans les voies aériennes. Mais bientôt se dessina une réaction, et un grand nombre d'opérateurs (Bergmann, Krönlein, Kocher, J. L. Faure pour n'en citer que quelques-uns) abandonnèrent vite ce procédé qu'ils accusaient de favoriser les pneumonies de déglutition.

Il faut en revenir cependant de cette proscription systématique, et nous croyons qu'il est très prudent, au cours de ces opérations, d'avoir à portée de la main une canule, qui, le cas échéant, rendra les plus signalés services.

Quand un *tubage du larynx*, imaginé par Maydl et Doyen, s'il est susceptible de rendre quelques services, en revanche il paraît à beaucoup assez compliqué et peu sûr, en raison de la difficulté qu'on éprouve parfois à maintenir le tube en bonne place.

Son plus grand tort n'est-il pas qu'on l'ait trop vite rejeté sans lui accorder le bénéfice d'un examen sérieux ?

Assurer *l'hémostase préventive* par la ligature de la carotide externe, tel est le troisième procédé recommandé par les classiques. Sans doute, de cette façon, l'hémorrhagie n'est pas complètement supprimée, mais au moins elle est considérablement réduite, et nous croyons qu'il est très utile, dans certaines circonstances, de recourir à ce temps préliminaire qui, par une même incision, permet de découvrir à la fois l'artère et les ganglions carotidiens si souvent dégénérés dans les néoplasmes.

Tout cela nous rapproche de notre sujet, car nous voudrions rechercher s'il ne serait pas possible de trouver, dans la position à donner au malade, un procédé permettant de parer en grande partie aux dangers des hémorrhagies, sans que l'administration *efficace* des anesthésiques soit trop pénible.

CHAPITRE I

LA POSITION EN GÉNÉRAL

Historique. — Si ce n'est pas là une question nouvelle nous sommes cependant obligé de reconnaître que c'est depuis l'avènement de la période anesthésique, que *l'attitude* a pris l'importance qu'on ne peut lui dénier de nos jours dans l'acte opératoire. Comment, d'ailleurs, en aurait-il pu être autrement, si nous nous rappelons la révolution apportée dans les habitudes chirurgicales par l'introduction du chloroforme et de l'éther ? En 1839, dans ses « Nouvaux éléments de Médecine opératoire », Velpeau, résumant l'impression générale avait écrit « éviter la douleur dans les opérations chirurgicales est une *chimère* qu'il n'est plus permis de poursuivre aujourd'hui », et quelques années plus tard (1847) la réalité des faits lui apparaissait lumineuse et convaincante.

1° **Période pré-anesthésique**

Malgré la hardiesse des premiers opérateurs, (HIPPOCRATE, ECOLE D'ALEXANDRIE, CELSE) qui n'hésitaient pas à faire des trépanations dans les fractures du crâne, des trachéotomies, des ablations de polypes du nez, nous avons fort peu de documents sur la position qu'ils faisaient prendre à leurs opérés.

Pour la première fois, avec GALIEN, la notion de position est abordée d'une façon particulière. On insiste, en effet, sur l'utilité de la position *assise*, dans un endroit bien en lumière, lorsqu'il s'agit de faire une opération un peu sérieuse.

De Galien, à la Renaissance, nous n'avons trouvé aucun renseignement sur la question qui nous occupe.

Mais avec AMBROISE PARÉ, en France, FABRICE D'AQUAPENDENTE en Italie, FABRICE DE HILDEN en Allemagne, il en est autrement. En effet, moins par les écrits que par les peintures du temps, nous avons des documents fort curieux à consulter. Dans un article des plus intéressants (1) le Docteur Henri Meige a réuni un nombre assez considérable de tableaux hollandais et flamands qui ne laissent pas que d'être précieux pour nous.

Tantôt, comme dans une planche d'Andrea a Cruce (1560), reproduite d'après un travail de Chipault et Daleine, on nous offre une trépanation : « Le patient, *couché sur le ventre*, retenu par des

---

(1) Nouvelle iconographie de la Salpêtrière 1895. Les peintres de la Médecine. Opération sur la tête.

liens ou par des draps bien souples, les bras libres ou non, suivant qu'il était plus ou moins raisonnable (?), avait la face appuyée sur un oreiller, et, l'opération se faisant sans anesthésique, criait tout à son aise ».

Tantôt, et la fantaisie de l'artiste se donne alors libre cours, il est question d'opérations plus superficielles pratiquées dans le but d'enlever des loupes ou de donner issue à des produits « maléficiants, croupissant dans le cerveau » et amenant « céphalée, migraines, vertiges, pertes de connaissance, toutes formes de délire et de folie » (Jérôme Bosch ; Jean Heen ; Franz Hals ; David Téniers, etc.) : « Le patient, *assis sur un siège spécial, le haut du corps et les bras maintenus par des cordes et des liens*, présente à l'opérateur tantôt le sommet du crâne, tantôt la région mastoïdienne. Le chirurgien, armé d'un bistouri ou d'une sonde, fait une incision à la peau ou semble explorer la plaie et il a l'air d'extirper une tumeur de forme sphérique, qu'il fait mine de retirer du cerveau », tant il est vrai, dit Meige, que la crédulité et la fourberie humaines sont de tous les temps !

Plus près de nous, au XVIII° siècle, J.-L. PETIT, DESAULT, GARENGEOT, CHOPART se préoccupent de la meilleure position à donner à l'opéré pour aller vite, *faire moins souffrir*, et obtenir un résultat plus satisfaisant.

En 1839, VELPEAU dans ses Nouveaux éléments de médecine opératoire, recommande la position

horizontale pour toute intervention de chirurgie
générale, mais il fait exception pour les opérations
sur la tête et la face, qui lui paraissent justiciables
de la position assise, en raison des dangers occa-
sionnés par les hémorragies.

A son tour, dans le premier volume de son Précis
de Médecine opératoire (1846) Lisfranc se préoccupe
de cette question : « La position qu'affectent le malade,
le chirurgien et les aides pendant l'opération, varie
infiniment suivant les cas, écrit-il. Un grand nombre
de chirurgiens préfèrent opérer, en général, le sujet
assis, cependant il vaut mieux qu'ils soient couchés
horizontalement, *à moins qu'il ne s'agisse des grandes
mutilations pratiquées sur la face*, pendant lesquelles le sang se porte dans l'arrière-gorge, peut
être avalé, excite beaucoup la toux, et expose, dans
certains cas, à l'asphyxie favorisée par une hémorrhagie violente et par la langue qui, dépourvue d'une
partie de ses adhérences, se porte en arrière.

Abstraction faite de la cataracte, je crois que, dans
ces opérations, le patient serait disposé plus conve-
nablement sur un plan incliné qui formerait avec
l'horizon un angle de 40 à 45° environ. La position
presque horizontale a de grands avantages pour prévenir et pour combattre la syncope ».

2° **Période anesthésique**

Depuis la découverte de l'anesthésie (1847) par
Jackson et Morton, la question se précise. En effet,

dans la dernière moitié du xixe siècle, à laquelle nous devons l'anesthésie, l'hémostase et l'antisepsie, la chirurgie prend un nouvel essor, et son émancipation amène une révolution totale dans la pratique opératoire. A la fois savant, artiste et artisan, comme l'écrit Trélat, le chirurgien imagine tous les jours de nouveaux perfectionnements qui lui permettent de reculer les limites de son intervention, et rendent plus intéressant le problème de la position pendant l'intervention. Les grands noms de la chirurgie s'occupent de cette question, en particulier pour les opérations sur la tête et le cou (Verneuil, par exemple) et quand en 1874, ROSE fit connaître la méthode qui porte son nom, on crut avoir dit le dernier mot sur ce sujet.

Il n'en était rien, et nous allons voir comment le problème s'est élargi sous la poussée des nouvelles tentatives chirurgicales, et comment actuellement on utilise, pour la chirurgie cervico-encéphalique, cinq positions différentes que nous étudierons isolément.

1° **Position assise**

Depuis la période anesthésique cette position n'est plus adoptée que par les spécialistes qui ont recours volontiers aux agents merveilleux d'anesthésiques que sont la cocaïne et la stovaïne : c'est dire qu'à l'heure actuelle, son emploi est assez restreint.

Comme cette attitude a certaines indications bien déterminées, nous croyons bon d'insister sur la nécessité d'avoir à sa disposition un fauteuil très stable, et de réaliser, pour retirer tous les bénéfices de l'intervention en position assise, une insensibilisation absolue, c'est-à-dire poussée à fond.

Qu'il nous soit permis cependant de faire à ce sujet quelques restrictions. On sait la vigoureuse campagne menée par le professeur Reclus en faveur de la cocaïne, et en opérant comme nous le disons plus haut on viole une des règles qui lui paraissent les plus importantes : « Avant de pratiquer les injections, écrit-il, il faut mettre le patient dans le décubitus horizontal, le coucher quelle que soit la région où l'on doit opérer, même pour arracher une dent. La règle est absolue ; qui la viole s'expose à des alertes ». Il faudra donc être très prudent quand on pratiquera l'anesthésie locale en position assise, et le mieux serait assurément d'y renoncer.

Avantages. — Sans doute, alors que les indications de cette position sont judicieusement établies, elle se présente sous un jour des plus favorables. Elle est simple et facile à réaliser partout. L'écoulement sanguin est diminué dans d'assez fortes proportions.

On sait, en effet, combien la pesanteur diminue la pression artérielle dans les membres et dans les parties du corps situées en position élevée (recherches de Hill exposées dans le Dictionnaire de Physiologie du Professeur Richet. Art. circulation).

Si nous ajoutons que le sang pénètre moins facilement dans les voies aériennes, et que, dans les opérations nécessitant la section des attaches de la langue avec le maxillaire inférieur, celle-ci à moins de tendance à obstruer le larynx que dans la position horizontale, nous aurons, semble-t-il, épuisé tous les avantages qu'on peut retirer de cette position.

Inconvénients. — Mais, en regard de tout cela, que de dangers à redouter.

Les recherches de MM. Rosenfeld, Kiouka, Witte, Honigmann (1) nous ont montré, après beaucoup d'autres, comment dans l'anesthésie générale, et plus particulièrement dans la chloroformisation, la pression sanguine était régulièrement et considérablement abaissée. Or, si à cette influence, nous ajoutons celle de la pesanteur dont nous avons déjà entrevu le rôle, nous concevons facilement la possibilité des syncopes par anémie cérébrale. En effet, dans la station verticale, pour irriguer le cerveau, le sang artériel doit lutter contre la résistance de la pesanteur ; et, d'autre part, le sang veineux par son propre poids est aspiré dans le cœur, double condition qui amène une vascularisation défectueuse de l'encéphale, démontrée expérimentalement chez l'homme par la diminution de volume du cerveau (François Frank et Brissaud).

Dans sa thèse sur les accidents qui peuvent sur-

____

(1) Jacquet. — Sem. Médicale, 7 décembre, 1904.

venir pendant les opérations chirurgicales, Blandin reproche à la position assise de favoriser l'introduction spontanée de l'air dans les veines. « Pour que la position soit aussi favorable que possible à l'introduction spontanée de l'air dans les veines, écrit-il, il faut qu'elle le soit également à la circulation du sang, afin que celui-ci oppose le moins de résistance à l'intérieur des vaisseaux qui le renferment. C'est *donc la position verticale pour les vaisseaux du cou* ». Et pour nous montrer le bien-fondé de ses conclusions, il cite tout au long les expériences d'Amussat sur le chien, d'où il résulte que ce ne sont pas là des dangers chimériques.

Mettre en plein éclairage, et bien étaler le champ opératoire, tel doit être dans toute opération l'objectif du chirurgien. Or ces conditions sont irréalisables pour la chirurgie du cou, dans la position verticale. La région carotidienne, et la région sous-maxillaire sont dans une situation des plus défectueuses ; les incisions sont difficiles à pratiquer, les organes difficiles à explorer, les rapports sans précision : bref la gêne est assez considérable.

Nous dirons donc qu'en dehors des cas spéciaux que nous préciserons plus loin, il n'y a pas lieu de rendre à cette position le crédit qu'elle a justement perdu.

2° **Position horizontale**

Coucher l'opéré sur un lit ou sur une table opératoire est de pratique courante dans toute intervention sur la tête ou le cou et sous anesthésie générale.

Comme nous aurons l'occasion de revenir plus loin sur ce sujet, nous ne dirons pas ici les conditions de solidité, hauteur, largeur, etc., que doit remplir toute table d'opération, nous voudrions seulement rechercher ce qu'il faut penser de la position horizontale.

Avantages. — Simple, facile à réaliser, cette attitude ne nécessite qu'un minimum d'outillage chirurgical.

En outre, en mesurant la pression sanguine, et la vitesse d'écoulement du sang, Salathé et Mosso ont parfaitement montré qué la position horizontale est la mieux adaptée à la circulation en général, et à celle de l'encéphale en particulier. Dans cette position le sang artériel vascularise aisément la masse encéphalique, et la circulation veineuse se fait dans d'excellentes conditions ; d'où danger moindre de syncope anesthésique.

Par malheur tous ces avantages ne vont pas sans un certain nombre d'inconvénients.

Inconvénients. — Dans les interventions sur la tête et la face, on parvient, avec quelques artifices suggérés par la pratique, à bien situer son malade. Mais, veut-on aborder la région sous-maxillaire, la région carotidienne, la région hyoïdienne, on éprouve de réelles difficultés. La peau n'est pas tendue, et les incisions se font souvent mal. Les organes profonds se dissimulent et, quand on agit sur la glande sous-maxillaire ou les ganglions de cette région, la saillie de l'os gêne beaucoup les manœuvres.

Circonstance plus grave, il semble que cette situation favorise les hémorrhagies opératoires. Les régions sur lesquelles on opère : bouche, pharynx, larynx, fosses nasales en particulier sont des régions particulièrement vasculaires, et l'on conviendra que si l'attitude adoptée exagère encore cette tendance, il en peut résulter des accidents compliquant inutilement l'intervention ou ses suites. Qu'arrive-t-il, en effet, quand l'hémorrhagie est trop considérable ?

a) Au cours de l'opération, le sang masque le champ opératoire et expose de ce fait à des échappées instrumentales maladroites.

Mais ce qu'il faut craindre surtout, et cela particulièrement quand on opère sur la bouche ou les fosses nasales, c'est l'irruption du sang dans le pharynx, point le plus déclive dans la position horizontale. Or de là il peut gagner indifféremment les voies digestives ou les voies aériennes.

S'il pénètre dans le tube digestif, il est souvent rejeté avec les vomissements ; mais vient-il à séjourner dans l'intestin il provoque souvent (Dupuytren) des phénomènes dyspeptiques et des selles diarrhéiques qui ne cèdent qu'à des évacuants.

Plus inquiétants sont les accidents dus à la pénétration du sang dans le larynx et la trachée. « Puisque, dit Longet, les mouvements de déglutition et d'occlusion de la glotte sont entièrement sous la dépendance de l'action réflexe de la moelle allongée, et que l'éther (il parle de cet anesthésique) enlève à cet organe la faculté de réfléchir sur les nerfs moteurs du pharynx et de la glotte, les irritations faites à leurs nerfs sensitifs, on ne peut qu'approuver les chirurgiens qui redoutent chez les individus éthérisés les opérations dans l'intérieur de la gorge et des fosses nasales, à cause de l'écoulement possible du sang dans les voies aériennes ». A ces craintes répondent encore les expériences de Michel de Strasbourg (Union Médicale, 1850), qui démontrent d'une façon très claire l'influence néfaste, chez les lapins, d'une abolition complète du réflexe protecteur du larynx, au cours des anesthésies.

b) Quant aux accidents post-opératoires, il nous suffira de mentionner la pneumonie de déglutition et les abcès du poumon pour justifier une fois de plus les craintes que nous inspirent les hémorrhagies actionnées en partie par la position horizontale.

Sans doute on pallie dans une certaine mesure les inconvénients inhérents à cette situation, en plaçant sous les épaules et le cou du malade des coussins de sable ou des billots qui ont pour effet de mieux exposer la région opératoire ; mais, comme nous pensons qu'il y a souvent un meilleur procédé, nous ne nous attarderons pas plus longtemps sur cette attitude.

3° **Position de Rose**

C'est en 1874 *(Arch. für Klin. Chirurg.* Berlin), que Rose, de Zurich, reconnaissant, après bien d'autres, les difficultés incontestables des opérations pratiquées sur la face, imagina de placer son malade la tète en bas et les pieds en l'air.

Le Docteur Weiss, analysant son travail (1), en a donné la traduction suivante : « L'opération se fait dans une chambre chaude. Le cou et la poitrine découverts, le malade est couché horizontalement sur une table et chloroformé d'abord dans cette position. Quand l'anesthésie est complète, on attire la tête du malade, un pied environ au delà du bout bien matelassé de la table et on la laisse pendre naturellement. Dans cette position, la tête est dans l'extension forcée, le vertex est dirigé vers le sol; *un aide placé à genoux sur un coussin, en arrière de la tête, la maintient* dans la situation qu'on lui a donnée en la tenant à deux mains par les tempes. L'opérateur s'assied à côté de la tête, et s'arrête toutes les fois que le malade se réveille; on introduit un spéculum buccal sur une des parties latérales de la bouche et la langue est attirée hors de cette cavité afin qu'elle

____

(1) Revue Médicale de l'Est 1882. P. 393).

ne vienne pas s'appliquer sur l'isthme du gosier. »

« Dès les premières incisions, le *sang s'écoule par les fosses nasales*, et de là, *sortant par les narines*, vient tomber sur le sol. Au contraire, une éponge introduite dans le pharynx, en ressort sans rapporter de sang, et lorsqu'après l'opération, le malade est atteint de vomissements chloroformiques, les matières

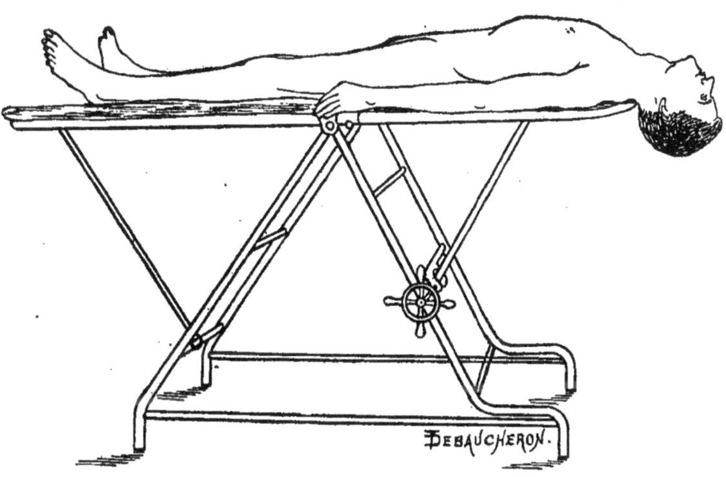

Fig. I

Position de Rose. — La tête doit être maintenue dans cette position par un aide ou un serre-tête.

expulsées ne présentent pas traces de sang. L'opération terminée, les malades ne sont ramenés dans la position horizontale, que progressivement, de façon à éviter toute syncope. »

Telle est succinctement résumée, la position que Rose avait appliquée dès 1874, dans un certain nombre d'opérations : rhinoplastie, bec de lièvre, amygdalotomie, uranoplastie, staphylorraphies, résections du maxillaire. Et, malgré certains inconvénients qu'il signale dès sa première communication, l'auteur ne craint pas d'affirmer qu'il y a lieu *d'en généraliser l'emploi* dans toutes les opérations intra-buccales.

De Zurich, la méthode se répand en Allemagne et en Autriche. Burow (1) et Maas (2) en font usage et s'en félicitent beaucoup ; Wolff (3) relate 26 opérations qu'il a pratiquées dans la position de Rose (uranoplasties, staphylorraphies, etc.) et il s'en déclare très partisan. Bardenleben s'associe, avec quelques réserves, à ces conclusions. Si bien que les chirurgiens qui, les premiers, modifièrent dans ce sens leur technique opératoire, se montrèrent assez enthousiastes, sans toutefois méconnaître certains inconvénients : douleurs de tête et de nuque post-opératoires ; hémorrhagies assez abondantes, etc.)

En Angleterre et en France, la position de Rose ne fut pas aussi favorablement accueillie. Dans son travail sur « l'anesthésie dans les opérations de la face » (1880), Jorry cite du Professeur Berger une observation qui, dit-il, le refroidit beaucoup à l'égard de la nouvelle attitude. Et Duret, dans sa thèse d'agrégation sur les contre-indications à l'anesthésie chirurgicale, semble refléter l'opinion du moment (1880), quand il rejette « l'inversion des malades

____

(1) Berliner Klin. Woch. 1ᵉʳ février 1875. Obs. de 2 tumeurs intra-buccales, enlevées à l'aide de la méthode de Rose.

(2) Arch. f. Klin. chirur. 19ᵉ vol. 3ᵉ fascicule. 1876. Ablation totale du larynx.

(3) Soc. de Médecine de Berlin (9 août 1888).

qui se trouve en contradiction flagrante avec. la doctrine actuelle de l'économie du sang. »

Ce verdict sévère, comme toutes les opinions exclusives, n'a pas été ratifié par les chirurgiens qui suivirent, et, sans prolonger cet historique, nous pouvons dire qu'on utilise encore, de préférence à d'autres, la position de Rose dans quelques opérations que nous préciserons plus loin (1).

Avantages. — Dans les opérations intra-buccales (staphylorraphies, uranoplasties etc.) elle permet un éclairage parfait de la région opératoire. Les rayons lumineux tombant directement sur la région vélo-palatine, rendent relativement faciles les avivements, décollements, débridements et sutures du voile. .

En outre le sang n'a aucune tendance à gagner les voies aériennes, et de ce fait non seulement l'opération est facilitée, mais encore les complications post-opératoires sont en partie écartées.

Les dangers que font courir les anesthésiques sont enfin diminués dans d'assez fortes proportions, et cela n'a rien qui nous puisse surprendre, puisque nous savons que pour combattre la syncope par anémie cérébrale, le meilleur moyen est de mettre l'opéré tête en bas et pieds en l'air.

« En résumé, dit Reuss (2), mettre le malade dans une position telle que la production de l'anémie

_____

(1) V. Malherbe. Bulletin Médical, 3 janvier 1903.
(2) Journal de thérapeutique 1882.

cérébrale devienne presque impossible, dégager l'orifice des voies aériennes, empêcher l'obstruction de la trachée par le sang, et favoriser l'écoulement de ce sang par le nez, tels sont les avantages de la méthode de Rose ».

Inconvénients. — Malheureusement il faut compter avec les difficultés créées par cette position.

Quand il opère sur le cou, sur la bouche, etc., le chirurgien n'est pas à l'aise pour tracer les incisions nécessaires, et souvent pour poursuivre plus avant ses opérations.

Pendant les quelques jours qui suivent l'intervention, les opérés accusent de fréquentes douleurs dans la tête et dans la nuque.

Mais tout cela n'est rien, en comparaison de la congestion veineuse intense occasionnée par cette position. *Expérimentalement*, Salathé et François Frank, ont constaté l'augmentation de volume du cerveau, et leurs conclusions ont été confirmées par le Docteur Guène de St-Pétersbourg, dont les expériences sont relatées dans l'article du Dr Weiss. *Cliniquement* rien n'est plus facile a constater : « Les globes oculaires sortent de l'orbite et font saillie ; la face se congestionne et se cyanose ; la tête se tuméfie au point d'accuser à la mensuration une augmentation de 2 ou 3 cm. dans la circonférence du crâne » (Weiss). Mais ce qui traduit surtout cette congestion veineuse, ce sont les *hémorrhagies opératoires* signalées par tous les auteurs. « Les anastomoses multiples qui font communiquer les artères du cou, les nombreux plexus veineux d'où partent tant de voies émissaires portant le sang aux jugulaires, la richesse toute particulière des réseaux capillaires, expliquent les difficultés que le chirurgien doit éprouver à assurer l'hémostase complète dans ces régions très vasculaires. »

Et tout cela nous conduit tout naturellement à cette conclusion que la position de Rose doit être réservée à certaines opérations que nous envisagerons plus loin et à certains malades bien déterminés.

On comprend, en effet, à quels désastres on s'expose en l'employant chez les *malades âgés*, à *tempérament sanguin*, chez les *emphysémateux*, et chez les *artério-scléreux* dont les vaisseaux offrent à la tension sanguine une résistance très diminuée.

4° **Position recommandée par Kocher**

Rose, au dire de Kocher, n'a pas tiré de son idée primitivement bonne, tout le profit qu'on en pouvait attendre. Le fait principal n'est pas, en effet, que la tête soit pendante, mais que *la trachée acquière une situation déclive par rapport à son origine*. Il ne pénètre alors presque rien dans les bronches, sauf si la respiration du sujet est difficile, comme l'ont parfaitement montré les recherches de Hölschen (1).

---

(1) Experiment. Untersuchungen etc. Langenb. Arch. Bd. 57, 1890, p. **175**.

Avant la narcose par l'éther (il s'occupait alors de cet anesthésique), ce dernier colore les liquides intra-buccaux avec une solution de violet de gentiane, et il fait les constatations suivantes :

dans la position horizontale, l'inspiration suffit, dans le cas d'accumulation abondante de liquide dans l'arrière-bouche, pour entraîner ce liquide jusque dans les plus fines bronches et même jusque sous la plèvre ;

la tête étant en situation élevée, l'inondation du poumon est bien plus considérable encore ;

la tête étant en position déclive ou pendante, il n'y avait pas du tout d'aspiration ;

la tête, située horizontalement, *étant inclinée latéralement*, les liquides accumulés dans la bouche tendent à s'écouler au niveau de l'angle des lèvres, et de ce fait on peut en partie éviter l'aspiration.

Ces expériences d'Hölschen, jointes aux constatations cliniques, ont conduit Köcher à adopter *la position déclive* pour toutes les opérations dont nous nous occupons en ce moment. Il fait d'ailleurs remarquer que, le tronc étant légèrement incliné, il n'est pas nécessaire d'incliner la tête à son tour. Elle peut être placée plus haut que le cou, et de ce chef les hémorrhagies veineuses, si abondantes dans la position de Rose, sont sensiblement diminuées.

Qu'on le remarque bien, il ne s'agit pas de placer le malade en position de Trendelenburg. La situation que préconise Kocher, n'est, pour ainsi dire, que l'amorce de cette inclinaison extrême, mais elle suffit pour parer aux dangers que l'on connaît.

5° **Position recommandée par M. Morestin.**

Dans plusieurs publications (1), notre Maître, M^r le Professeur agrégé Morestin, a décrit une position que nous étudions plus loin et à laquelle il trouve de nombreux avantages. Et s'il a insisté sur ce sujet, c'est qu'il est de ceux, écrit-il, « qui croient que le progrès est réel, si, par une situation judicieusement appliquée, on diminue la part de l'imprévu, ou abrège l'acte opératoire, on diminue la gravité dans une mesure quelconque ».

Placer le malade dans une position telle que la région opératoire soit *bien exposée, bien éclairée, bien tendue,* sans que l'opérateur ou ses aides soient gênés, sans que l'hémorrhagie vieneuse trouble l'opération par son abondance, tel est l'objectif visé par le chirurgien. Et, pour l'obtenir, M. Morestin, *relève le tronc,* qui est incliné à 45° environ sur l'horizontale, et il défléchit la tête, plus ou moins suivant les circonstances, de façon que le cou soit non pas vertical, mais oblique, voire même presque horizontal.

Avantages. — Le premier avantage c'est que la région opératoire est bien exposée, que le chirurgien, ses aides et le chloroformisateur sont parfaitement à l'aise et manœuvrent très aisément.

---

(1) Gazette des Hôpitaux, 20 février 1902 ; Congrès de chirurgie, 1902 Th. de Dénommé 1903.

Nous avons dit à ce sujet, comment les positions, exposées plus haut, nous semblaient assez défectueuses.

Opère-t-on en position assise (certains chirurgiens l'ont fait pendant longtemps !) les régions sus et sous-hyoïdiennes sont difficiles à aborder, la saillie du maxillaire est gênante, et les plans cutanés et sous-cutanés n'étant pas tendus, il est malaisé de conduire les incisions et de poursuivre les interventions.

Avec la position horizontale, mêmes difficultés. Le menton est très rapproché du sternum, le cou n'est pas tendu et sa longueur n'est pas assez considérable. Sans doute on peut en partie obvier à cet inconvénient en glissant sous la nuque du malade un billot, un sac de sable, ou un drap, mais ce ne sont là que des expédients qu'il est bon de ne pas utiliser, car ils ne réalisent pas toujours les desiderata formulés. Ne sait-on pas la difficulté qu'on éprouve parfois du seul fait que tout le cou n'est pas abordable et que la région postérieure est dissimulée sous la saillie du billot ?

Quant à la position de Rose, elle permet mal l'abord des régions latérales du cou.

Au contraire, dans la position de M. Morestin, la tête, le cou, la face sont libres et abordables en tous points, surtout si, dans le dispositif adopté, on remplace le dossier par une tige métallique. La *région sous-maxillaire et la région carotidienne*, par suite de l'élévation du tronc et de la déflexion

de la tête, qu'on peut aisément porter à droite ou
à gauche, s'offrent pour ainsi dire d'elles-mêmes, à
l'opérateur, et lorsqu'on utilise les voies sus et sous
hyoïdiennes pour aborder la langue, la région amyg-
dalienne, le pharynx, les différents accidents anato-
miques, sont disséqués et repérés avec une très
grande facilité. *Le larynx, la trachée* et le *corps
thyroïde* sont largement exposés. Les *interventions
intra-buccales* se font relativement avec une très
grande facilité, par suite d'un éclairage meilleur et
de l'aisance qu'on éprouve dans les temps opératoires. Quant aux opérations *sur la face et sur le
crâne*, elles bénéficient, elles aussi, largement de
cette situation.

Mais, nous l'avons vu, il n'est pas possible de se
désintéresser du facteur « hémorrhagie opératoire »,
et nous devons nous demander : l'hémorrhagie est
elle diminuée ? ; diminué ou non, le sang a-t-il une
tendance moindre à gagner les voies aériennes et
digestives ?

Les changements de position amènent, on le con-
çoit, une répartition différente de la masse totale
du sang entre les différentes parties du corps. C'est
là un simple effet de la pesanteur, qui tend à diminuer la pression sanguine, et par là à retarder la
circulation dans les régions élevées du corps.

Ce que la réflexion nous laissait supposer, les
expériences de Hill et Salathé, et l'expérimentation
clinique ont surabondamment prouvé que dans la position de M. Morestin il s'écoule, au cours des opéra-

tions, moins de sang et surtout moins de sang noir.

b) L'hémorrhagie est donc moins importante ; et M. Morestin ajoute que le sang, dans la situation qu'il fait prendre à ses malades, s'écoule facilement en dehors de la bouche, comme si le malade était assis, et qu'il court aussi moins de risques de gagner les voix aériennes et digestive.

Nous ne savons pas par expérience personnelle jusqu'à quel point ces conclusions sont exactes ; mais à *priori* la position de la trachée par rapport au pharynx est défectueuse et elle s'offre tout naturellement à l'aspiration des mucosités. Et ce qui prouve bien qu'il en doit être ainsi, c'est que M. Morestin a ajouté à son instrumentation une pompe, permettant d'aspirer avec une grande force le sang, les mucosités et les sérosités accumulés dans la cavité buccale.

Quant aux congestions encéphaliques, auxquelles prédispose si facilement la position de Rose, on peut dire qu'elles sont inconnues. Et cette considération ne manque pas d'importance quand on doit intervenir sur des malades âgés artério-scléreux, à tendances congestives.

Inconvénients. — Nous ne dirons rien des craintes que nous avons exprimées plus haut, sur la possibilité, pour les mucosités et le sang, de tomber dans la trachée ; elles nous paraissent de nature à restreindre l'emploi de cette position à certaines opérations bien déterminées.

Mais que faut-il penser de l'anesthésie chez un malade ainsi disposé ? ne prédispose-t-elle pas à la syncope par anémie cérébrale ? Pour M. Morestin ces dangers sont plus hypothétiques que réels, et d'ailleurs les faits cliniques lui ont démontré qu'il ne fallait pas se laisser arrêter par cette considération, et assimiler sa position à la position assise qui en diffère beaucoup à ce point de vue. Il déclare ne pas avoir eu plus d'alertes que dans les autres opérations et n'avoir jamais enregistré un accident mortel de cet ordre.

Comment réaliser cette position. — Pour situer son malade dans l'attitude qu'il a adoptée, M. Morestin se sert d'une table spéciale qui n'est qu'une modification de celle du Professeur Richelot, Voici comment il la décrit ; (1)

« Dans sa forme actuelle, notre table diffère surtout des modèles ordinaires ;

1°) par la présence d'un *dossier mobile* dont la hauteur et l'inclinaison varient au gré du chirurgien, à l'aide de mécanismes trop simples et trop solides pour se déranger jamais.

2°) par l'existence d'une *têtière* que supporte une tige d'acier glissant derrière le dossier. Cette dernière pièce, formée d'un arc métallique, est mobile sur sa tige. Celle-ci, de son côté, porte une articulation qui permet de donner à ses 2 parties toutes les

---

(1) Gazette des Hôpitaux, février 1902.

positions, et de plus, glissant derrière le dossier, elle peut être fixée à toute hauteur ».

Sur cette table, *les épaules dépassent le dossier,*

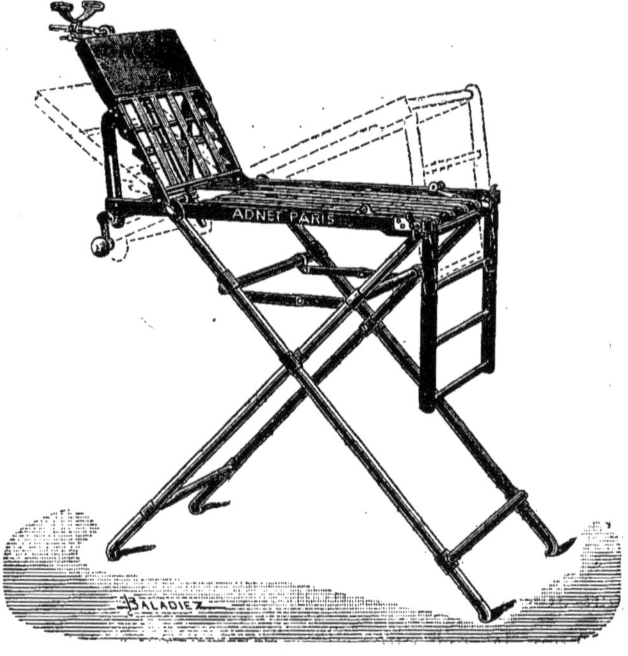

Fig. Ii.
Table du Dr Morestin, munie du serre-tête qu'il recommanae

le cou est complètement libre, abordable en arrière et sur les parties latérales. Quant à la *tête*, on lui donne une inclinaison convenable, suivant la région sur laquelle on va opérer de façon que malade et chirurgien soient à leur aise.

D'ailleurs, point n'est besoin de recourir à un outillage spécial ; le principe de la position étant admis, il est possible à chacun de la réaliser par un dispositif très simple qui peut varier à l'infini.

CHAPITRE III

LA POSITION DANS QUELQUES INTERVENTIONS

Dans l'article que nous avons déjà cité, Weiss, en 1882, écrivait : « Quand, en thérapeutique, les moyens de traitement sont nombreux, que chaque instant voit éclore un procédé nouveau, destiné à révolutionner la science, on peut assurer que la solution du problème n'est pas encore trouvée, ou tout au moins qu'un *certain éclectisme est de rigueur en pareille matière* ».

C'est à cette conclusion que nous aboutissons ; et, sans passer en revue toutes les opérations pratiquées sur la tête et le cou, nous voudrions essayer pour quelques-unes d'entre elles, de dire comment nous comprenons la position qu'il est bon de donner au malade.

Auparavant, comme il est impossible de négliger le facteur individuel, nous n'hésitons pas à déconseiller, d'une façon générale, et abstraction faite de l'intervention à pratiquer, la position de Rose chez les gens âgés, obèses, à cou court, à tempérament congestif, dont le système artériel est quelque peu suspect.

Quant à la nature de l'intervention, il importe de sérier la question.

A. **Chirurgie de la bouche, de l'oro-pharynx, et des glandes salivaires**

I. DIVISIONS CONGÉNITALES DU PALAIS

Qu'il s'agisse d'urano-staphylorraphie, de staphylorraphie ou simplement d'uranoplastie, tous les chirurgiens sont unanimes à constater la supériorité de *la position de Rose*, qui réalise des conditions absolument parfaites d'éclairage et d'accès sur la région. Nous n'insisterons pas.

II. AMPUTATIONS DE LA LANGUE

Dans les discussions qui ont eu lieu à la Société de Chirurgie (Avril 1902 et Mars 1904), sur l'ablation du cancer de la langue, deux points principaux ont été étudiés ; à quels procédés d'exérèse faut-il avoir recours ? Est-il possible de diminuer la mortalité opératoire *immédiate* qui charge de si pitoyable façon les statistiques les plus favorables ?

Dans sa première communication, le Professeur Poirier avait recommandé, l'ablation bilatérale des ganglions étant effectuée, de placer le malade *en position de Rose*, « car il arrive que, en dépit des ligatures placées sur les 2 carotides externes, une artère de la base donne encore un jet de sang et exige une ligature ». Mais plus tard, en 1904, il déclare avoir renoncé à cette position. Il semblerait donc que la question soit d'importance minime. M. Morestin cependant reconnaît avoir largement bénéficié de la position qu'il a imaginée, et il la recommande beaucoup dans la thèse de son élève Dénommé.

Quant à la façon d'éviter les mortalités immédiates, à tous les moyens successivement recommandés (désinfection soigneuse, post-opératoire de la bouche ; absence de communication entre la plaie buccale et la plaie cervicale ; soins post-opératoires très soigneux ; large drainage ; alimentation par la sonde à demeure, etc). M. Sébileau ajoute la *position déclive pendant 12 à 15 jours*, « Qui modifie beaucoup le pronostic des grands délabrements du carrefour aéro-digestif ».

B. Chirurgie du naso-pharynx

I. TUMEURS NASO-PHARYNGIENNES

Dès l'instant que, pour ces tumeurs, on a décidé de s'adresser aux procédés de cure extemporanée, il faut la chloroformisation.

Or, l'abondance de l'hémorrhagie au cours de

ces interventions est telle que, pour éviter l'asphyxie par chute de sang dans le larynx, tous les chirurgiens se sont ralliés à *la position de Rose* qui trouve, là encore, une de ses applications les moins discutées aujourd'hui.

II. Végétations adénoïdes.

L'ablation des végétations adénoïdes s'est répandue avec une rapidité amplement justifiée par les nombreux méfaits qu'on peut reprocher à cette affection et, malgré cette diffusion, l'accord n'est pas fait sur la question de l'anesthésie, et sur la question de la position à donner au malade.

Un certain nombre d'opérateurs en effet, Sébileau, Lombard, Menière (1), Suarez de Mendoza (2), Grossard et Courtade pour n'en citer que quelques uns, trouvent qu'il est téméraire, « pour ne pas dire criminel », de recourir à l'anesthésie.

Sans nier en aucune façon les cas de mort publiés, nous pouvons affirmer que, malgré les arguments accumulés contre cette manière de procéder, la majorité des spécialistes est restée fidèle à la pratique de la narcose.

Nous croyons, en effet, négligeable le facteur « douleurs », mais nous tenons à faire remarquer que l'objectif est de pratiquer une *opération complète* c'est-à-dire sur un sujet *parfaitement immobilisé.*

---

(1) Ann. des maladies de l'oreille. Avril 1904.
(2) VIIe Congrès international d'otologie 1904.

Si donc il est possible de bien maintenir l'enfant, on peut se contenter d'opérer sans anesthésie ; mais il y faudra recourir toujours chez les enfants difficiles à immobiliser et surtout quand on veut faire en un temps amygdalotomie et ablation des adénoïdes.

Quelle position donner au malade ? La plupart des opérateurs sont restés fidèles à la position assise: « Un aide s'asseoit en face du médecin, place l'enfant sur ses genoux et emprisonne les jambes de celui-ci entre les siennes en évitant que les pieds touchent le sol où ils pourraient prendre un point d'appui. Il passe alors son bras gauche autour du corps de l'enfant, et saisit, de sa main gauche, le bras droit à la hauteur du coude, immobilisant ainsi les 2 membres supérieurs. Puis de sa main droite appliquée à plat sur le front du patient, il maintient la tête verticale et appuyée contre son épaule droite Lermoyez) ».

Dans le cas où l'opéré est susceptible de déployer une force trop considérable, il peut être utile de recourir à une chaise analogue à celle qui a été décrite par le Dr Taptas (1) et dont le principe est des plus simples.

Tout dernièrement le Dr Malherbe, dans des publications personnelles et (2) dans la thèse de son élève Clary (3), a repris la question, et il s'est prononcé en faveur de la position de Rose. Avec la

(1) Annales des maladies de l'oreille, du nez, etc.
(2) Bulletin Médical 16 mai 1901 et 1903, Février 1903.
(3) Thèse Paris. Position de Rose en oto-rhino-laryngologie (1903).

position assise, l'éclairage serait défectueux, les manœuvres dans le rhino-pharynx compliquées, des végétations seraient susceptibles de tomber dans le larynx, bref, il faudrait l'abandonner.

Toutes ces considérations, un peu trop absolues, ne nous ont nullement convaincu, et nous croyons ne pas être téméraire en restant fidèle à la position assise, plus simple et plus commode.

C. **Chirurgie du nez et des fosses nasales**

Comme le plus souvent il s'agit de petites opérations, la position assise est assurément la plus recommandable, à la condition que le sujet soit bien anesthésié à la cocaïne.

Mais s'il faut recourir à la narcose générale, comme la région est très vasculaire, et que le sang, malgré les précautions prises (adrénaline, etc.), peut gagner les voies aériennes, nous serions très disposé à recourir à la position de Rose qui paraît à Malherbe la plus avantageuse. Et cependant, une faible inclinaison du tronc, à la manière de Morestin, avec déflexion maximum de la tête, doit réaliser des conditions de circulation plus favorables en apparence que l'attitude précédente.

Aussi bien la seule conclusion qu'il faille tirer de ces divergences, c'est la nécessité qui s'impose d'avoir à sa disposition une table opératoire permettant, par un mécanisme simple, des changements rapides dans la position respective des différents segments du corps.

D. **Chirurgie des nerfs de la face**

Nous aurions négligé ce chapitre, si nous n'avions cru intéressant de nous arrêter un moment sur la *résection du ganglion de Gaser*. Ce n'est là assurément qu'une opération d'absolue nécessité, car elle est délicate et dangereuse, mais, après échec des interventions extra-craniennes, elle est absolument légitimée par l'intensité des souffrances des malades de même que par les résultats obtenus. C'est ainsi que Prat (1) sur un total de 210 opérations, relève 14,5 pour 100 de mortalité, 6,5 pour 100 de récidive et 79 pour 100 de guérisons.

Comme la profondeur du ganglion, les limites de la voie d'accès restreintes par le voisinage d'organes intangibles, comme l'hémorrhagie dont la plus petite quantité tend à s'accumuler dans la région où l'on opère, cachent l'organe à enlever, on a cherché à faciliter l'opération par la position de l'opéré.

Beaucoup ont opéré en position habituelle, la tête inclinée du côté sain, toutes conditions, dit Prat, pour se refuser l'éclairage latéral des salles d'opération, et accumuler sûrement les moindres quantités de sang ou de liquide céphalo-rachidien.

____

(1) Thèse Paris, 1903.

Krause met ses malades *en position demi-assise*, *la tête maintenue par un aide* pour permettre l'écoulement du sang loin du champ opératoire.

Lexer *assied franchement son opéré* et trouve à cette attitude non seulement l'avantage de ne pas avoir de stagnation de liquide, mais celui de favoriser la descente du cerváu et du ganglion.

Villar a employé la position de Trendelenburg, sans en avoir retiré un grand bénéfice.

Au dire de Prat, la position de Ricard semble avoir un très sérieux avantage sur les précédentes. « Le lit d'opération se compose de 2 tables. L'extrémité de la première table correspondant à la tête est surélevée par deux tabourets de $0,30^{cm}$ environ de hauteur placés sous les pieds ; de la sórte on obtient un lit constitué par un plan incliné se continuant par un plan horizontal. Le malade est couché, et, les épaules affleurant le bord élevé du plan incliné, la tête tombe en hyperextension (nous nous rapprochons de la position de Morestin).

En procédant de la sortie 1° le sang, au lieu de s'accumuler sur le plancher de la fosse, s'écoule en suivant la base du cerveau récliné; 2° en outre la masse encéphalique tombe, non pas du côté de la basse du crâne, comme dans le procédé de Lexer, mais du côté de la calotte, ce qui amène une certaine rétraction du cerveau et dégage la face supérieure, difficile à voir, du ganglion.

E. **Chirurgie du larynx**

Nous nous abstiendrons d'aborder ici la question des interventions se faisant sur le larynx par les voies naturelles ; la question ne présente aucune particularité susceptible de retenir notre attention.

Peut-être pourrions-nous faire une exception en faveur du *tubage du larynx*, mais la question a été traitée si souvent et si complètement dans les traités spéciaux, que nous ne sentons pas le besoin d'y revenir (Voir en particulier : Manuel Pratique du Traitement de la diphtérie par Deguy et Weill. Page 88).

Quant aux opérations pratiquées par les voies artificielles, le sujet vaut assurément qu'on s'y arrête.

Dans la *laryngotomie* (corps étrangers du larynx, tuberculose, cancer), il faut assurer la narcose complète du malade, ne pas compromettre sa respiration et éviter la chute de la salive et du sang dans les voies bronchiques. Il serait assurément très simple de recourir à la trachéotomie systématique préventive, mais Kocher, Krishaber, Kœberlé, Von Brun, Moure (1), Castex, etc..., instruits des dangers d'une semblable pratique, conseillent de n'y recourir qu'en cas d'urgence extrême.

C'est dire combien il est utile, dans cette question, de s'intéresser à la position donnée au malade, et voici comment l'envisagent les chirurgiens qui s'en sont le plus préoccupés.

____

(1) Revue hebdomadaire de laryngologie, 4 juin 1904.

Pendant les premiers temps de l'opération, il suffit, par un procédé quelconque (coussin sous le cou, etc.) de tendre le cou en plaçant la tête en hyperextension. Puis, la dénudation faite, et, sur le point de fendre le cartilage thyroïde sur la ligne médiane, les avis diffèrent. Les uns (Gluck de Berlin (1), Castex, Malherbe, etc...) attirent la tête du malade en arrière du bord de la table et la placent franchement en *position de Rose*. De la sorte, ils ont assurément une exagération des hémorrhagies veineuses, mais l'action de la pesanteur suffit à empêcher le sang et les mucosités de tomber dans les voies aériennes.

D'autres (Köcher), sans toucher à la tête, se contentent de placer le malade *en légère position déclive*, de façon à rendre la trachée oblique. Enfin, certains (Von Maas, Morestin, etc.) exagèrent le relèvement du tronc et placent la tête en hyperextension.

S'il nous fallait conclure d'une façon ferme, ce que nous croyons impossible vu la diversité des cas cliniques, nous serions tenté de recommander de préférence à tout autre le procédé de Kocher qui répond bien aux desiderata formulés avec un minimum de dangers.

Reste *la laryngectomie*. Cette opération peut-être pratiquée soit en position horizontale, soit en position de Köcher. La question semble de moindre importance, car, la trachée séparée du larynx, on s'ingénie à la mettre à l'abri des corps étrangers en

(1) Association Médicale Britannique. Réunions annuelles. Juillet 1905.
(2) Congrès international d'oto-rhino-laryngologie, 1903.

l'attirant loin du champ opératoire, et en introduisant à son intérieur soit un tube de Périer, soit une canule de Trendelenburg, soit une canule ordinaire qui assurent la continuation de l'anesthésie.

F. **Chirurgie du corps thyroïde**

Laissant de côté la chirurgie de la trachée, qui se résume dans la trachéotomie, qu'il nous paraît superflu de reprendre dans notre travail, nous croyons utile d'arrêter quelques instants notre attention sur le corps thyroïde.

Quelle attitude faut-il donner aux malades opérés d'un goître ?

Comme il faut être très prudent, dans l'administration des anesthésiques généraux chez les goîtreux, un certain nombre de chirurgiens utilisent la cocaïne et se préoccupent de la sorte assez peu de l'attitude qui convient le mieux à leurs opérés.

Par contre les nombreux opérateurs qui ne craignent pas la narcose sont assez éclectiques ; ils s'inspirent des cas qui leur sont présentés, et nous croyons bon de mettre en relief les conclusions que M. Jaboulay a formulées dans ses Cliniques Chirurgicales : « La meilleure attitude, s'il n'y a pas de gêne respiratoire, est celle de la tête renversée, la nuque et la région postérieure reposant sur un coussin, dans *l'attitude demi-assise*. De cette façon, après incision verticale et médianes de la peau et de l'aponévrose, après écartement des muscles sous hyoïdiens, le goître tend à faire hernie au dehors s'il est médian et par trop volumineux.

S'il y a gêne respiratoire, il faut maintenir le patient endormi, jusqu'à la luxation progressive du goître, dans *l'attitude qu'il prenait d'ordinaire pour mieux respirer*.

Nous n'avons jamais eu à pratiquer la trachéotomie (grave par l'infection et les complications pulmonaires qu'elle amène), pour des accidents asphyxiques survenant au cours de l'opération, parce que nous donnons toujours à la tête et au cou *l'attitude qui favorise le plus la respiration* et qui varie, suivant les sujets, la forme, et la situation de leurs goîtres ».

CHAPITRE IV

LA POSITION APRÈS LES OPÉRATIONS

Importante pendant les opérations sur la tête et le cou, la position ne l'est pas moins dans les jours qui suivent l'intervention ; elle fait partie de ces soins post-opératoires qu'un chirurgien, soucieux de ses malades, ne saurait négliger.

Dans une communication faite le 10 Mai 1904 à la Société de Chirurgie, M. Sébileau a montré un malade chez lequel il avait, un mois et demi auparavant, pratiqué une laryngectomie totale par le procédé de Péricr. Insistant sur les suites opératoires particulièrement favorable de ce cas, il les en a partie rapportées « au décubitus très incliné qu'il impose à tous ses pharyngectomisés et qui permet aux sécrétions, non seulement de ne pas pénétrer dans les voies respiratoires, mais encore de s'évacuer par les brèches cutanées cervicales qui doivent drainer toujours largement ces champs d'opération si faciles à infecter. »

Kocher, de son côté, consacre à ce sujet des pages du plus haut intérêt que nous croyons utile de résumer ici. Suivant lui, les malades chez lesquels la déglutition n'est pas possible, ou chez qui, l'un des nerfs laryngés supérieurs étant paralysé, l'excitation réflexe du larynx est abolie, doivent se soumettre, pendant 8 et 15 jours, à la position oblique.

Au contraire, si le mécanisme de la déglutition n'est pas troublé, si l'excitabilité réflexe du larynx a subi très peu de préjudices, si le malade peut défendre ses voies respiratoires en toussant dès que les sécrétions arrivent à l'orifice supérieur du larynx, *le mieux est de laisser se lever le malade, le jour qui suit l'opération.* On doit, dit-il, avoir vu comme ces malades se trouvent bien lorsqu'ils peuvent s'asseoir et marcher, pour comprendre à quel point ce conseil est avantageux : les malades expectorent mieux, et il n'est pas question de pneumonies par aspiration. La nuit, cependant, il est prudent de coucher ces opérés en position légèrement déclive.

DEUXIÈME PARTIE

OPÉRATIONS SE PRATIQUANT PAR LA VOIE ABDOMINALE ANTÉRIEURE

Dans les services hospitaliers où l'outillage chirurgical est très perfectionné, on ne semble plus se demander quelle est la meilleure position à donner aux malades dans telle ou telle intervention. Mais si l'on interroge, ceux de nos maîtres qui ont assisté à ce prodigieux essor de la chirurgie abdominale dont le domaine va s'accroissant tous les jours ; si, d'autre part, les circonstances (opérations dans un milieu dépourvu de toute installation), nous obligent à pratiquer une intervention sans le secours des tables que nous sommes habitués à utiliser, on apprécie mieux l'importance qui s'attache à ces notions. Aussi bien n'avons-nous pas le dessein de rester plus longtemps dans ces considérations générales.

Quelles que soient les opérations pratiquées par laparotomie, on voit en dernière analyse que les positions données au malade se réduisent à deux ; la position horizontale et la position de Trendelenburg.

CHAPITRE I

LA POSITION EN GÉNÉRAL

1° Position horizontale

Nous serons bref sur cette attitude qu'il est simple de réaliser en tous lieux. Nous voudrions seulement insister sur la nécessité d'obtenir du malade une immobilisation absolue. Sans doute pour l'obtenir, une narcose complète est suffisante, mais, comme il arrive que le patient se réveille au cours de l'opération, il importe qu'il soit retenu sur la table d'opération par des procédés inoffensifs.

Pour fixer les membres inférieurs, certains constructeurs ont adapté à leurs tables un dispositif très ingénieux consistant en anneaux métalliques incomplets qui embrassent cuisses et jambes. D'ailleurs ceci n'est nullement nécessaire et, au moyen de bandes ou de sangles, on arrive aisément au même résultat.

Quant aux membres supérieurs, comme on a signalé des accidents de compression du radial au cours d'opérations faites sur des tables horizontales, il est nécessaire de mettre le malade à l'abri de ces complications; à cet effet, on a imaginé bien des appareils, mais le mieux nous semble encore de recourir à une bande en toile ou à une sangle.

On met les membres supérieurs dans une position analogue à celle que l'on prend quand, étant couché, on laisse reposer la nuque dans la paume des mains enlacées derrière la tête. L'unique différence avec cette position, c'est que les mains sont écartées l'une de l'autre de 20 à 25^{cm} environ. On improvise avec une bande de toile deux anses assez lâches autour des poignets et on fait passer la portion intermédiaire de la bande qui réunit ces anses derrière la tête entre la nuque et les épaules. De cette façon les membres sont suffisamment immobilisés, le nerf radial ne peut venir se faire comprimer sur le bord de la table, et, comme l'abduction et l'élévation sont très faibles, il n'y a pas à craindre les paralysies qui se produiraient si on mettait les bras en abduction et élévation forcées.

2° **Position de Trendelenburg**

Historique. — L'histoire de la position déclive nous montre d'une façon assez significative comment l'ignorance du passé permet en médecine un grand nombre de découvertes (Jayle).

Il faut, en effet, remonter très haut si l'on veut trouver la première mention de la position inclinée dans un ouvrage de Médecine. Dans un article des

plus intéressants (1), le Docteur Jayle a fait justice
de notre oubli en reproduisant deux très originales
figures dues l'une à Roland (XIII-XIV⁰ siècles), l'autre
à Scultet (vers 1630) et qui ne laissent aucun doute sur
l'emploi de cette attitude à cette époque. Puis pour-
suivant son étude, il nous cite des textes empruntés
à des chirurgiens italiens du XIII et du XIVᵉ siècle
(Roger, Roland, Brunus etc) ; il nous montre Guy de
Chauliac, dont la grande chirurgie a eu une si profonde influence du XIVᵉ au XVIII⁰ siècle, recommander la position déclive ; il reproduit les paroles
d'Ambroise Paré conseillant, dans la « Curation des
hargnes », de *placer le malade sur un lit ou sur une
table, la tête en bas, les fesses en haut pour réduire
l'intestin tombé en les bourses.*

A côté de ces noms il convient de placer ceux
de Pierre Franco (2) et Scultet qui utilisent aussi
pour la hernie la position *à la renverse.* « La manière
d'opérer la hernie, écrit ce dernier, consiste pre-
mièrement *en la situation du patient*, et seconde-
ment en l'opération même du chirurgien. Première-
ment, après avoir imploré le secours du ciel, le patient
suffisamment échauffé dans le bain, *sera placé à la
renverse* sur une longue ais, couverte d'un linge en
quatre doubles et fermement appuyé sur la table et
sur un banc, en sorte que *les pieds soient en haut et
la tête en bas.* Cette situation aide beaucoup la

---

(1) Presse Médicale. 25 juin 1902.

(2) Traité très ample des hernies 1561. Page 139.

réduction de l'intestin tombé, et empêche même qu'étant remis, il ne retombe si facilement ».

Ces quelques citations auxquelles nous pourrions ajouter celles de Rousset (1580), Morand (1727), Middleton et Thornhill nous montrent bien comment les premiers artisans de la chirurgie appréciaient les avantages de la position déclive. Et cependant ces notions restèrent dans l'oubli pendant de longs siècles ? Il fallut les hardiesses opératoires qui caractérisèrent les dernières années du XIXe siècle pour donner un renouveau d'intérêt à cette question de l'attitude.

En 1880, Freund a recours à cette position pour poser quelques diagnostics difficiles, et il raconte à ce sujet comment les paysans du Schleswig, pour réduire une hernie étranglée, placent le creux poplité du patient sur les épaules d'un aide vigoureux qui le tient suspendu, de telle sorte que le dos du patient repose sur le dos de l'aide, pendant que l'opérateur cherche à rentrer l'intestin hernié.

Si les premiers, Kocks, Hegar et Kaltenback, employèrent systématiquement la position déclive pendant l'acte opératoire, c'est en réalité à Trendelenburg (et nous citons là les paroles de Kocks !) que revient le mérite « d'avoir justement apprécié l'action qu'exerce sur la pression intra-abdominale la position élevée du bassin, et d'avoir su faire bénéficier la chirurgie de la vessie des conditions favorables qu'elle crée ». Et c'est sous son inspiration que paraît le travail de Willy-Meyer sur « le traitement post-opératoire de la taille haute, ainsi que son application dans les opérations de fistules vésico-vaginales (1) ».

En 1888, Mendès de Léon recommande très chaleureusement cette position, non seulement au cours des laparotomies pour lésions utéro-annexielles, mais encore pour les examens cliniques. Cet article très enthousiaste força l'attention du monde médical et de suite plusieurs chirurgiens allemands se rallièrent à cette méthode : Werth, Lange, Veit, Assaky, Léopold, Freund s'en déclarent très satisfaits.

Or, en 1890, eut lieu, à Berlin, le IX⁰ Congrès international de Médecine ; et, dans cette circonstance, des chirurgiens français, visitant les Cliniques Allemandes, purent apprécier les avantages de la position déclive : ils en rapportèrent l'idée en France. Le premier, semble-t-il, sur les conseils du Docteur Beaudoin, le Docteur Delagenière, du Mans. l'utilisa dans une salpingectomie et s'en déclara très partisan.

Depuis, la méthode a fait son chemin, et nous ne la suivrons pas dans les développements qu'elle a pris. La faveur qui l'a accueillie à ses débuts n'est pas près de s'éteindre et nous pouvons dire qu'elle a conquis droit de cité dans le domaine chirurgical contemporain.

---

(1) Arch. fur Klinisch. chirurgie 1885. Page 149.

Principe de la méthode et applications.

— Le principe de la méthode est bien connu et nous l'énoncerons brièvement : incliner le malade non pas à 25 ou 30° comme on a tendance à le faire en Angleterre, *mais à 45° et au-delà* sur l'horizontale, voilà comment en somme on peut le résumer.

Partant de là on a imaginé un nombre prodigieux de tables opératoires pour réaliser cette position. Nous laissons à d'autres le soin d'en établir la nomenclature et nous nous contenterons ici de décrire rapidement la gamme des dispositifs que l'on peut utiliser.

1° Dans la chirurgie hospitalière, ou dans les cliniques privées, on se sert de tables sur lesquelles la suspension se fait souvent par l'intermédiaire des jambes et *exclusivement par les jambes*. Or il est possible de faire mieux. Dans plusieurs articles qu'il a fait paraître sur la position déclive, le Docteur Jayle (1) a insisté sur la nécessité de laisser, autant que faire se pouvait, les jambes libres et de soutenir les malades *par les épaules* au moyen d'épaulières. Cette modification, qui tend actuellement à prévaloir, a le grand avantage de mettre à l'abri des dangers que peut présenter la suspension par les jambes qui a, dans certains cas, occasionné des paralysies d'origine périphérique. Sans doute, on a objecté que les épaulières étaient susceptibles de gêner le libre jeu de la respiration, mais, fort de

---

(1) **Presse Médicale** 1898, 1899, 1900 1901.

l'expérience de nos maîtres et de notre expérience personnelle, nous croyons en toute justice que la suspension au moyen des jambes et des épaules est le procédé le plus recommandable.

2° Dans la chirurgie d'urgence, il est très utile d'avoir à sa disposition, à défaut d'une table por-

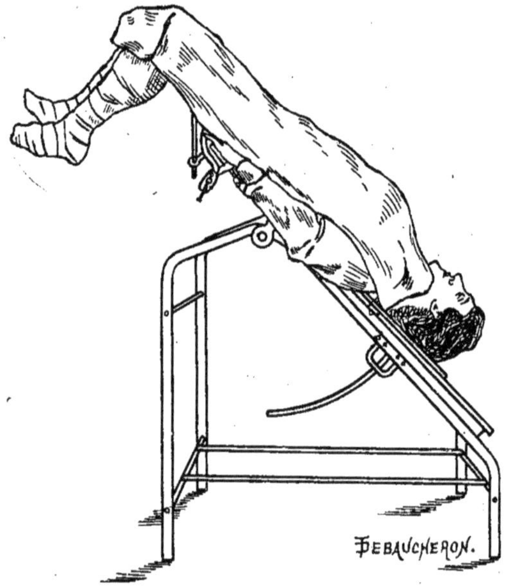

Fig. III.

Position de Trendelenburg. — Suspension par les jambes et les épaules
(gravure extraite d'un article du D\ Jayle. *Presse Médicale*, Juin 1902).

tative, un appareil léger, pratique, facilement transportable et susceptible de *se placer sur toutes les tables*. Or cet appareil existe. Il a été imaginé par M. Péraire qui l'a décrit tout au long dans la Revue de Chirurgie de 1893 (p. 678). Très maniable, facile à nettoyer, pouvant se prêter à toutes les inclinaisons, susceptible même de servir au transport des malades dans leur lit, ce *plan incliné portatif* a rendu de très grands services.

3° Enfin quand la nature de l'affection (rupture de genre tubaire par exemple) impose une opération extrêmement rapide et qu'il faut improviser extemporanément une opération, il est bon de savoir réaliser, sans le secours d'aucun outillage, la position déclive.

Freund dans sa première communication, s'est expliqué à ce sujet (1880). Plus tard Trendelenburg décrit un dispositif analogue (1885) qu'il n'est pas sans intérêt de reproduire ici: « Après ouverture de la vessie, on fait pivoter le malade sur la table d'opération, de manière à ce que la tête occupe le plan où étaient les pieds: ainsi la tête est basse et repose sur le plan de la table, le bassin est haut. Pour réaliser cette position, un infirmier tournant le dos à la table d'opération, tient sur ses 2 épaules les membres inférieurs du malade écartés et fléchis au niveau du genou.

Et c'est encore cette façon de procéder qui nous est recommandée par M. le Professeur Lejars dans sa Chirurgie d'Urgence (p. 258): « Des coussins, des draps, etc... sont superposés au-dessous des reins, et le bassin soulevé par un aide qui se place entre les jambes du patient et charge les jarrets sur ses deux épaules ».

Avantages. — Malgré la sensation que nous

éprouvons de ne reproduire ici que des notions courantes, nous voudrions essayer de synthétiser rapidement les avantages que retirent les chirurgiens de la position déclive.

S'agit-il de la *taille hypogastrique*, on peut affirmer que, malgré le secours apporté à la position horizontale par le ballon de Petersen, celle-ci est obligée de céder le pas à la position inclinée qui dégage merveilleusement le champ opératoire, refoule la masse intestinale, et surtout attire le cul-de-sac péritonéal dans l'ombilic.

Il faut lire la relation des opérations faites *sur l'utérus* et *ses annexes*, avant la mise en pratique de la position renversée. On y voit toutes difficultés accumulées comme par plaisir: les anses intestinales venant constamment masquer le champ opératoire, malgré l'ingéniosité déployée par le chirurgien, pour disposer des éponges protectrices; la région mal éclairée ; les adhérences difficiles à rompre; l'isolement se faisant à grand peine, et, si au cours de ces manœuvres une poche septique ou l'intestin sont ouverts, les produits infectieux se répandent dans la cavité péritonéale.

La scène change avec le plan incliné. Avec lui l'éclairage de la cavité pelvienne est parfait. Lorsque la malade est couchée horizontalement, le pubis projette toujours sur le fond du bassin une ombre qu'on ne peut vaincre qu'avec un éclairage artificiel (lampe électrique mobile par exemple). Mais lorsque le jour vient d'une baie latérale, si la malade est en position inclinée, il éclaire directement le fond du bassin (Voir Faure, Chirurgie des annexes de l'utérus. Fig. 66 et 67).

Mais il y a plus. Dans cette position les intestins tombent d'eux-mêmes vers le diaphragme en abandonnant le petit bassin qui devient ainsi libre et facile à explorer, et il suffit de les maintenir en accumulant sur elles des compresses, pour les isoler complètement des organes du petit bassin.

On opère donc *à ciel ouvert*, dans une cavité pelvienne isolée, libre, vide et bien éclairée (Faure), avantages indiscutables que ne sauraient diminuer les quelques accidents qu'on a signalés à la suite de la mise en position déclive.

Inconvénients. — Comme le meilleur des procédés, en effet, la position de Trendelenburg est passible d'un certain nombre de reproches que nous allons essayer de préciser. C'est là, en quelque sorte, un chapitre un peu neuf dans l'histoire de cette position et l'on nous pardonnera de nous y étendre un peu longuement.

Les accidents consécutifs à la position déclive peuvent être décrits sous deux chapitres.

1° Accidents extra-abdominaux

a). **Paralysies**. — Les paralysies post-anesthésiques ont fait l'objet dans ces derniers temps de travaux assez nombreux (1) et nous avons essayé de savoir si la position inclinée pouvait être rendue responsable de quelques-une d'entres elles.

Les paralysies intéressant les membres inférisurs sont rares. Dans les cas publiés (Garrigues, Kraske de Fribourg en Brisgau. Congrès de Chirurgie allemande de juin 1903), il s'agit de paralysies par compression de la cuisse sur la table, par pose d'un lien constricteur trop serré, par suspension exclusive des membres au niveau du creux poplité.

Et nous ne pouvons à ce sujet que conseiller d'une façon plus pressante l'emploi des épaulières que recommandait encore M. le Docteur Davrin dans un article tout récent (2).

Par contre, les paralysies des membres supérieurs sont beaucoup plus fréquentes. Les paralysies *tronculaires*, présentant tous les caractères attribués par M. Vigouroux aux paralysies neuropathiques par compression (Progrès médical, 1896) sont dues à la façon défectueuse dont sont attachés les bras ou à une pression sur la table, mais il semble que la position donnée au malade n'ait rien à voir avec ces accidents. Quant aux paralysies *radiculaires*,

---

(1) Büdinger. — (Arch. f. Klin· chirurg. 1894).
Krumm. — (Somm. Klin. Voitr. 1895).
Vautrin. — (Bulletin. Soc. de Médecine de Nancy, 1895).
Angelesco. — Presse médicale, 1896.
Garrigues. — Americ. Journal of the médic. se. Philadelphie 1897.
Schwartz. — Gazette des Hôpitaux, 1897.
Moret. — Th. Paris, 1898-1899.
Mally. — Revue de Chirurgie. juillet 1899. .
(2) Echo Médical du Nord, août 1903.

elles sont parfois sous la dépendance de la position
de Trendelenburg, et leur mécanisme est simple. Les
bras sont abandonnés malencontreusement en hyper-
élévation, il y a tension des racines supérieures du
plexus brachial et compression au niveau de la
réflexion sur les apophyses transverses correspon-
dantes. (V. Duval et Guillemain). Et ce qui semble
bien montrer l'influence de la position déclive sur
la pathogénie de ces paralysies, c'est le fait cité
par Mailly dans son article. M. Hartmann, en effet,
aurait observé que les seules paralysies post-anesthésiques qu'il ait constatées à Bichat, pendant une
une certaine période, s'étaient produites au pavillon
d'isolement, le *seul pourvu d'un plan incliné.*

Faut-il, d'autre part, accorder une certaine part,
dans les paralysies post-anesthésiques d'origine
centrale, à la position déclive ? La question est
délicate. Ces accidents surviennent, en général,
chez des individus fragiles, usés, à système cardio-
vasculaire très défectueux. Cependant, dit Moret,
il n'est pas douteux qu'il faille être à ce sujet très
réservé, et il cite à l'appui de son opinion 2 observations (Reboul et Phocas) qui lui paraissent d'une
interprétation peu favorable à la position de Trendelenburg. Nous pouvons ajouter que Dührssen (de
Berlin) a observé un cas où la position déclive pouvait être soupçonnée d'avoir produit une hémorrhagie cérébrale post-opératoire. En quoi d'ailleurs ces
accidents peuvent-ils nous surprendre si nous nous
rappelons les travaux de Salathé, Brissaud et

Fr. Franck (Trav. Laborat. de Marey III, 1077) montrant de façon très nette la congestion de l'encéphale par l'augmentation de volume du cerveau?

b) Si tous les malades dont le cœur est sain n'ont rien à craindre de la position déclive (Bolognessi. Arch. Provinciales de Chirurgie 1892), en revanche les sujets *dont le cœur est en état de méiopragie* souffrent souvent de cette attitude : tels les *obèses*, *cardiaques. athermates.* En effet, pendant la renverse, le cœur droit est surmené par suite de l'afflux du sang veineux, et lorsque le malade est remis en position horizontale, c'est encore lui qui pourvoit le plus mal à sa tâche. Et c'est là, semble-t-il, ce qui explique en grande partie les phénomènes de congestion pulmonaire aiguë ou suraiguë que l'on voit survenir chez ces malades et qui peuvent êtres mortels. Jayle, sans préciser d'aucune façon, nous dit qu'il a vu *plusieurs fois* la mort survenir dans ces conditions, et Kraske (Congrès de chirurgie Allem.), ayant eu 2 mort chez deux obèses opérés de taille sus-pubienne, l'un le léndemain de l'opération, l'autre 3 jours après « a l'impression, sans méconnaître l'influence de l'anesthésie générale, que l'issue fatale est due à la *dilatation forcée du cœur*, à la suite de l'augmentation de la tension veineuse, pendant la position déclive ». Ajoutons, pour être juste, que dans la discussion qui a suivi l'exposé de ces deux cas, Trendelenburg a prétendu qu'il n'y avait là rien de bien concluant.

c) Par contre Trendelenburg lui-même a signalé un nouveau danger. Il met, en effet, sur le compte de la position déclive la mort d'un malade opéré et d'urgence pour un traumatisme abdominal et qui succombe à la suite de la *pénétration du contenu stomacal dans les voies respiratoires.*

Nous ne croyons pas qu'il faille accepter sans réserves les conclusions de Trendelenburg, car il s'agit là d'un accident qui n'est nullement spécial à la position inclinée. Avec Kimmel de Hambourg, nous dirions même volontiers qu'une déclivité suffisamment prononcée (45°) est excellente pour prévenir, lors de vomissements, la pénétration des aliments dans les voies aériennes.

d) Quant aux *hématémèses post opératoires* par stase veineuse, signalées par Kraske, nous ne saurions dire en quoi la position déclive peut les provoquer. Les recherches de Von Eiselberg sont loin de nous avoir éclairés suffisamment à ce sujet.

2° **Accidents abdominaux**

a) König de Berlin met en garde entre la position position déclive dans les cas de volumineux abcès intra-péritonéaux, afin d'éviter le transport du pus dans les parties supérieures de la cavité abdominale. A cette critique nous répondrons avec Springel, de Brunswick, qu'il n'y a pas lieu de trop s'effrayer de ces considérations, si l'on veut bien considérer, *comme un temps nécessaire,* l'isolement de la région opératoire par des compresses absorbantes, judicieusement disposées et constamment surveillées.

« Il faut, dit Faure dans sa chirurgie des annexes de l'Utérus (1903) que cet isolément soit absolu. Il est d'ailleurs presque toujours facile à réaliser. Il faut avoir à sa disposition un bon membre de compresses stérilisées, soit en toile, soit, ce qui vaut mieux, en gare à 8 ou 10 doubles, plus souples et plus plastiques. Ces compresses sont accumulées sur les intestins qui doivent être complètement refoulés, et qu'on ne doit pas voir péndont l'opération ».

Chez les malades atteintes *d'ascite*, Jayle recommande les plus grandes précautions pour l'évacuation du liquide en position déclive. Il cite le cas d'une femme atteinte de péritonite tuberculeuse à forme ascitique, et qui, d'emblée au début de l'opération fut mise en position renversée. La face se congestionna aussitôt, le réveil se fit mal et elle mourut dans les vingt-quatre heures.

Enfin, cette position amenant, selon le Professeur Pozzi, la déplétion des veines pelviennes, il en résulte que l'hémostase peut paraître parfaite à la fin de l'intervention, et qu'en fait, elle ne l'est pas. Aussi recommande-t-il, afin de vérifier l'hémostase du pelvis, de remettre quelques instants, en position horizontale, toute malade qu'on a maintenue en position déclive.

b) Pendant l'opération, une certaine quantité d'air pénètre dans la cavité abdominale, et si l'on suture le péritoine dans cette position, sans prendre de précautions, il peut arriver que l'air s'infiltre dans le tissu sous-cutané, Plusieurs auteurs (Jayle,

Kraske, etc.) ont ainsi signalé un emphysème occupant toute la portion sous ombilicale du ventre et gagnant le flanc.

Pour éviter cet inconvénient qui ne comporte en réalité aucune gravité, il est prudent, quand on ne draine pas, de mettre la malade en position horizontale avant l'achèvement de la suture péritonéale et d'appuyer sur les 2 fosses iliaques pour chasser l'air accumulé.

c) Kraske enfin, a signalé deux observations particulièrement intéressantes et qu'il importe de rappeler ici :

Dans la première, il s'agit d'un homme de 63 ans, chez lequel on pratique, en 25 minutes, *une taille sus-pubienne.* La première journée se passa sans complication, puis bientôt on vit apparaître le syndrome d'une occlusion intestinale avec dilatation du gros intestin. Une nouvelle intervention paraissait nécessaire quand, au 4° jour, se produisit une évacuation considérable de gaz et de matières fécales.

La seconde observation a trait à un homme de 58 ans, très obèse. Le lendemain d'une *taille sus-pubienne,* il présente des hématémèses abondantes avec signes d'occlusion intestinale complète.

On pratique une laparotomie : le grand épiploon est logé sous le foie, et, comme conséquence, il s'est produit une torsion de côlon transverse avec occlusion complète de cet intestin. Quelques adhérences sont détachées, puis, l'épiploon étant remis en place, l'occlusion du côlon disparaît, et, séance tenante, il se produit une évacuation abondante de matières intestinales.

Malheureusement cette intervention ne peut sauver le malade, et, à l'autopsie, on trouve sur la muqueuse stomacale de petites ecchymoses dont quelques-unes présentaient à leur centre une ulcération.

Voici donc deux cas dans lesquels la position déclive semble bien la cause de l'occlusion post-opératoire constatée. Dans ces deux interventions, le péritoine n'avait pas été ouvert, et il n'avait pas été possible de remettre en bonne place les épiploons surchargés de graisse qui causèrent ces accidents. Ce ne sont point là du reste des fait, absolument exceptionnels. M. Schauta a signalé à deux reprises la torsion de l'intestin grêle comme conséquence possible de la position déclive. Il insiste même à ce propos, sur la nécessité de ne fermer le ventre qu'après avoir vérifié avec soin la position relative des organes abdominaux.

Quelles conclusions tirer des considérations précédentes ?... Sans aucun doute, il ne saurait entrer dans notre esprit de rejeter la position déclive, mais, avec Kraske, Trendelenburg, Von Eiselsberg, Jayle, nous voudrions qu'on soit plus réservé chez les obèses et les asthéniques cardiaques, et qu'on les tienne aussi peu longtemps que possible dans la position déclive. Puis, l'opération terminée, nous ne saurions trop demander qu'on vérifie la situation réciproque des organes abdominaux, afin d'éviter ces accidents d'occlusion post-opératoire que nous ont fait connaître les Allemands.

CHAPITRE II

DES INTERVENTIONS
SE PRATIQUANT PAR LAPAROTOMIE

Comment concilier les notions précédentes avec les diverses opérations nécessitant une laparotomie? C'est ce que nous allons envisager maintenant.

1°) **Chirurgie des hernies**. — D'ordinaire, pour la cure radicale des hernies, qui est une opération courante, les malades sont placés en position horizontale. Or, pour effectuer la ligature du sac, nous ne saurions assez *recommander la position moyennement inclinée*. De cette façon, les anses intestinales sont éloignées du champ opératoire, et on ne court aucun risque de pincer l'intestin, sans qu'il soit besoin d'utiliser les divers « trucs » imaginés à cet effet.

2°) **Chirurgie gastrique**. — La seule précaution que nous ayons vu signalée, par un certain nombre de chirurgiens, consiste à placer un coussin sous les épaules du malade étendu horizontalement, dans le but, le ventre ouvert, d'amener un relâchement de la paroi abdominale, rendant plus faciles les manœuvres consécutives.

3° **Chirurgie intestinale.** — Etant donné la septicité du contenu intestinal, il importe, pour éviter des accidents et pour manœuvrer à découvert, de pratiquer hors du ventre et sur des compresses isolantes, les diverses opérations intestinales : de la sorte on évite les contaminations de voisinage. Mais ceci fait, il peut arriver que des anses intestinales, distendues ou non par des gaz, fassent issue hors de la cavité abdominale et viennent créer ainsi d'assez sérieuses difficultés. Pour les prévenir en partie, nous avons souvent vu utiliser avec grand profit la position moyennement inclinée qui rejetait vers le diaphragme une grande partie de la masse intestinale.

Parmi les opérations pratiquées sur la région iléo-cœcale, *l'appendicite* est une de celles qu'il importe de retenir entre toutes. Or, si, pour la recherche d'un appendice non adhérent, la position horizontale suffit dans la majorité des cas, par contre, lorsqu'il est fixé dans la profondeur, entouré de masses inflammatoires de date assez récente, il est bien préférable de mettre le malade en position déclive. De la sorte, les anses intestinales, gagnant la concavité du diaphragme, dégagent la région iléo-cœcale, et laissent au doigt et

à l'œil le champ libre pour faire les libérations
nécessaires, sous le couvert d'une protection efficace du péritoine. Du reste, à l'occasion d'unec om-
munication du professeur Kirmisson sur « la Ptose
du côlon transverse venant compliquer la recherche de l'appendice », cette question a été agitée à
la Société de chirurgie (Séance du 25 mai 1904).
Comme cette ptose vient, chez certains malades, compliquer les recherches, plusieurs chirurgiens (Pr Delbet, Quénu, Schwartz) ont déclaré
avoir adopté le plan incliné pour toutes les laparotomies. M. Walther, dont l'expérience en matière
d'appendicite est considérable, a de son côté,
précisé la question : Dans la recherche de l'appendice, dit-il, il faut une *très légère* inclinaison. Le renversement complet, s'il a l'avantage
de débarrasser le champ opératoire du côlon transverse et des anses grêles, a, d'un autre côté, l'inconvénient d'attirer en haut le côlon ascendant et
cœcum et de rendre plus difficile l'extraction de
l'appendice. Cette difficulté est très grande lorsque
l'appendice est très élevé, caché dans le méso-
colon, quelquefois jusque dans le mésentère. Je
crois donc qu'il faut, si l'on veut éviter ces inconvénients, *incliner très peu* le malade, au moins
pendant le temps de la recherche de l'appendice.
C'est ce que je fais toujours, quitte à opérer plus
tard le renversement complet lorsque l'appendice
est au dehors avec le cœcum, et si les anses grêles,
le côlon transverse ou l'épiploon viennent faire

saillie dans la plaie d'une façon gênante ». Puis, sur une observation de M. Routier, M. Walther ajoute que, dans les laparotomies pour annexites et fibromes, si la malade est en position de Trendelenburg, l'ablation de l'appendice est souvent laborieuse. Aussi, en pareil cas, commence-t-il toujours avec une très faible inclinaison pour l'appendicectomie. Après quoi, la malade est renversée pour la suite de l'opération.

Quant à M. Tuffier, il considère que la position déclive *bien maniée* peut rendre de réels services dans la recherche et l'extirpation de l'appendice. Seuls les cas exceptionnels où le cœcum et l'appendice sont situés très haut lui paraissent devoir être opérés en position horizontale.

Dans sa thèse sur « *le traitement chirurgical de la tuberculose du segment iléo-cœcal de l'intestin* », Alglave, à la suite des auteurs que cette question a préoccupés, recommande, si l'on veut pratiquer une résection du segment malade, de placer le malade en position déclive de Trendelenburg, avec une *inclinaison moyenne* que l'on accentue s'il y a lieu au cours de l'opération.

4° Chirurgie du foie et des voies biliaires

Si dans les interventions sur le foie, la position horizontale pure et simple rallie tous les suffrages, en revanche il faut nous étendre un peu plus longement sur l'attitude préférée des chirurgiens dans les opérations sur les voies biliaires et plus particulièrement sur le cholédoque.

Mayo Robson, dans son intéressant ouvrage sur la lithiase biliaire (1) écrit (page 163) : « On a proposé de suspendre la partie supérieure du tronc quand le patient est sur la table d'opération, au moyen de lanières placées sous les aisselles, afin de permettre aux intestins de s'éloigner du foie et de faciliter l'accès de la région opératoire, comme le fait la position de Trendelenburg quand on opère sur les organes pelviens. Mais il est à la fois plus commode et plus simple de glisser sous la colonne vertébrale au niveau du foie, un sac de sable étroit rigide recouvert de flanelle. De cette façon, la

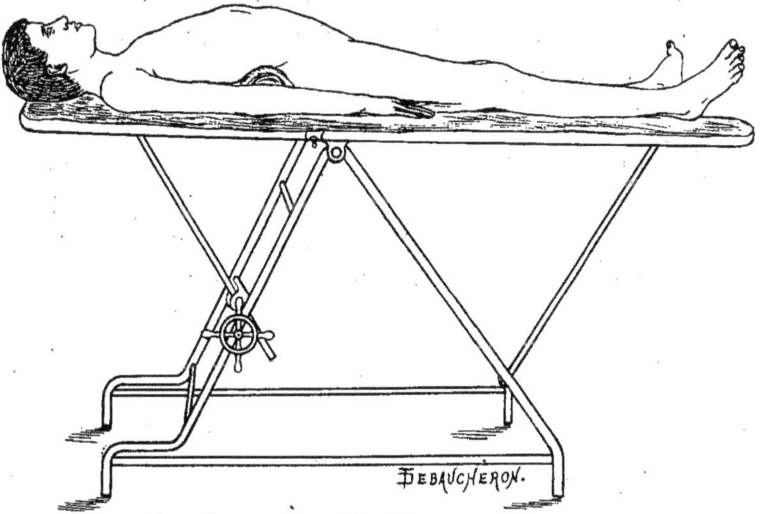

Fig. IV

Position recommandée par Mayo-Robson. — Le coussin placé sous la région lombaire refoule en avant la colonne vertébrale, foie et voies biliaires.

colonne vertébrale est refoulée en avant et avec elle le foie et les conduits biliaires qui sont rap-

(1) Mayo Robson. — Diseases of the Gall. Bladder and Bile Cucts.

prochés de la plaie abdominale. L'angle costal étant ouvert, et les intestins étant tombés dans le bassin, on réalise ainsi une variante de la position de Trendelenburg. Bien que cette méthode n'ait pas, il me semble, été employée jusqu'à ce que j'aie attiré l'attention'aur elle, je puis la recommande, chaudement ».

Et le 1ᵉʳ juillet 1903, M. Hartmann, faisant à la Société de chirurgie une communication sur le diagnostic, les indications et la technique opératoire de la lithiase du cholédoque, confirmait ainsi les observations ci-dessus : « A l'exemple de Mayo Robson, je place sous le dos du malade, au niveau du foie, un gros rouleau destiné à refouler en avant la colonne vertébrale, et, avec elle, le cholédoque de telle sorte que celui-ci se trouve ainsi très considérablement rapproché de la plaie et que le champ opératoire se trouve dégagé par le foie retombé d'un côté et les intestins retombés de l'autre. Si, en même temps, on fait tirer par un aide le fond de la vésicule de manière à relever le foie en masse, l'accès du cholédoque est alors des plus faciles. On n'a plus alors à atteindre un canal profond, mais on a sous les yeux l'ensemble des voies biliaires disposées à peu près sur le même plan. Quant à l'angle que forme le cystique avec le cholédoque, il a disparu, et celui-ci vient affleurer la section abdominale qui, par suite de l'hypérextension du tronc s'est fortement rapprochée de ce canal biliaire ».

On voit tout l'intérêt qu'offre cette position dans la recherche toujours si délicate des calculs du cholédoque. Nous avons eu l'occasion, chez notre maître le Docteur Rochard d'en apprécier les bons effets, et les quelques recherches faites sur le cadavre nous ont confirmé l'excellence du procédé.

5°). **Chirurgie de la Rate**

La question des traumatismes de la rate, a fait l'objet de nombreuses communications dans ces dernières années (1), et deux questions ont été particulièrement examinées ; la façon de l'aborder aisément, et la conduite à tenir en présence des lésions constatées, sujet dont nous n'avons pas à nous occuper ici.

Tous les auteurs ont fait ressortir la situation profonde de la rate couchée haut sous la coupole diaphragmatique, et protégée très efficacement par la saillie du rebord cartilagineux du thorax qui gêne considérablement les manœuvres pratiquées dans la région de l'hypochondre gauche. Aussi, comme il importe d'aller vite en raison des hémorrhagies, considérables parfois, on a successivement proposé : l'excision sous-costale, associée ou non à l'incision médiane; l'abaissement du côlon transverse, aidé du refoulement de la grande courbure de l'estomac en haut et à droite, et de la traction

---

(1) Société de chirurgie. Juillet 1903 et Décembre 1904.

Auvray. — Gazette des hôpitaux 21 Avril 1901. Revue médicale, 11 Janvier 1905.·

Lebreton. — Th. Paris 1904, etc.

sur le rebord costal ; la résection typique (Lanne-longue, Monod et Vanverts) ou atypique (Auvray) du rebord cartilagineux.

Nous ne chercherons pas à établir un parallèle entre ces différents procédés; qu'il nous suffise de reproduire les paroles de M. Hartmann qui semble attacher une importance au moins ainsi grande à la position donnée au malade: « Comme M. Michaux, dit-il, j'ai été frappé du jour considérable qu'on a sans réséquer le bord du thorax, mais en s'arrangeant simplement pour faire bailler la région. On y arrive, sans faire rétracter le bord thoracique, en plaçant le malade sur une table qui permet *d'abaisser en position déclive* toute la partie inférieure du tronc et tout ce qui est sous-jacent à l'hypochondre. La courbure vertébrale exagérée ainsi produite, permet d'avoir un jour parfait sur toute la concavité du diaphragme ».

L'intérêt qui s'attache au « baillement de la plaie », n'avait du reste pas échappé à M. Pouchet qui, au Congrès de Chirurgie de 1903, avait conseillé dans ce but, d'incliner le malade latéralement à l'aide d'un coussin placé le long de l'échine à gauche, alors qu'un autre coussin était glissé dans le creux costo-iliaque droit.

Si la position *de l'opéré* présente une certaine importance, il est nécessaire de faire remarquer que celle de *l'opérateur* n'est pas négligeable. D'habitude, dit Jonesco, les chirurgiens se placent à gauche, s'imaginant que cette position du côté de la rate facilite d'extirpation. Or, pour bien exposer le pédicule et l'avoir sous les yeux, l'opérateur doit se placer en face de lui, c'est-à-dire à la droite du malade.

6° **Chirurgie du petit bassin**

Dans toutes les interventions pratiquées sur le petit bassin, qu'il s'agisse d'organes extra-péritonéaux (vessie) ou intra-péritonéaux, la position inclinée à 45° est celle qui, sans conteste, est adoptée par tous les chirurgiens.

A cette règle, et pour certaines opérations gynécologiques, il convient d'apporter quelques tempéraments que nous allons brièvement rappeler.

En effet, quand on soupçonne la présence de collections, purulentes ou non, dans le petit bassin, comment faut-il procéder ?

Dans un article sur « les hémorrhagies par rupture de la trompe gravide » (1) le Dr Lejars décrit en quelques mots la ligne de conduite qu'il recommande et que nous avons vu personnellement employer, au grand bénéfice de nos malades : « L'opération, écrit-il, comporte deux temps principaux : l'ouverture et l'évacuation de la poche adventice, la libération et l'excision du kyste tubaire et de ses débris. Le premier temps doit avoir lieu *dans l'attitude horizontale* ; il consiste d'abord à décoller et à relever l'épiploon adhérent, épaissi, infiltré qui recouvre d'ordinaire le

---

(1) Gazette des hôpitaux, 16 janvier 1902.

kyste sanguin et descend au-devant de lui. C'est au cours de cette décortication que, d'ordinaire, la poche est ouverte ; on la vide des caillots et du sang liquide qui la remplissent, et on l'assèche du mieux possible, avec des compresses stériles. Et, *alors seulement, on place l'opérée dans l'attitude inclinée*, pour dégager le kyste tubaire rompu... ».

Quant *aux collections purulentes* (pelvi-péritonite, salpingo-ovarites) la question est assurément plus complexe. Une fois le ventre ouvert, la première indication à remplir, est de mettre à nu les organes du petit bassin pour apprécier le degré des lésions, et par conséquent de détruire les adhérences intestino-épiploïdes. Cette libération effectuée *en position déclive*, il importe de garnir soigneusement la cavité abdominale, afin de procéder à l'ablation des organes malades.

Si l'on croit pouvoir enlever les masses annexielles sans les déchirer, on continue en position déclive les manœuvres nécessaires. Sinon, il nous paraît plus prudent de placer la malade en très légère inclinaison et de vider les poches dont le contenu aura de la sorte moins de tendance à se répandre dans la cavité abdominale, si l'on a soin de déterger et d'éponger très minutieusement les cavités. Ce n'est que lorsque l'assèchement sera parfait, qu'on mettra l'opérée en déclive.

TROISIÈME PARTIE

OPÉRATIONS SE PRATIQUANT PAR LA VOIE BASSE

Dans toutes les opérations pratiquées par cette voie (vaginale, rectale, périnéale), les chirurgiens sont unanimes à réclamer une *exposition parfaite du champ opératoire*, et *l'immobilisation* la plus absolue et en bonne attitude *des membres inférieurs*.

Pour réaliser ces desiderata on a recours à la position de la taille, connue chez la femme, sous le nom de position gynécologique.

CHAPITRE I

LA POSITION EN GÉNÉRAL DESCRIPTION

1° Position périnéale ordinaire

Nous sommes heureusement loin du temps où Celse pour opérer de la taille les enfants de 9 à

14 ans décrit la position qu'il leur donne « sur les genoux d'un aide pendant que plusieurs autres le maintiennent solidement » ! !

Actuellement, le malade est placé sur une table opératoire, *dans le décubitus dorsal*, les cuisses fléchies et écartées, le siège relevé par un coussin et débordant la table, le périnée exposé en pleine qumière. Cette description sommaire appelle quel-lues développements.

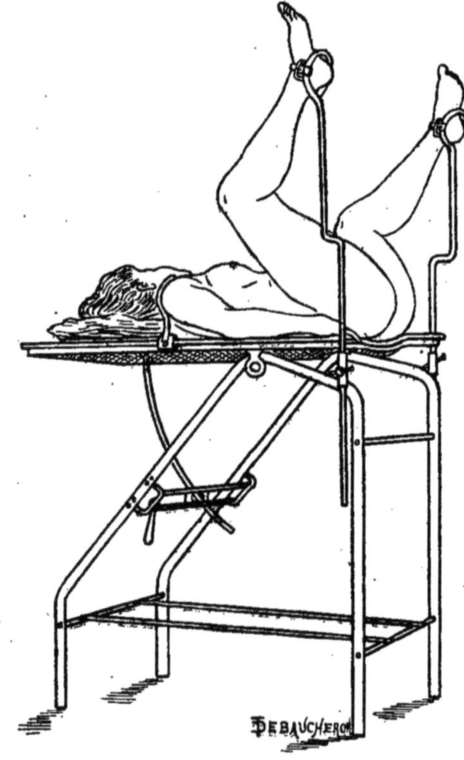

Fig. V

Position de la taille (périnéale ordinaire). Gravure extraite de la *Presse Médicale*, juin 1902,

En effet, le malade étant ainsi disposé, le premier objectif doit être d'obtenir une immobilité absolue. C'est-à-dire qu'il faut un dispositif l'empêchant de se dérober et de reculer. Or, rien ne vaut pour cela l'emploi des épaulières, qui assurent une fixité absolue de l'opéré.

Mais il y a plus. De toute nécessité, les cuisses étant fléchies sur le bassin, il faut les maintenir en abduction pour bien exposer la région opératoire.

Quand on manque de toute installation chirurgicale, il suffit de faire tenir les jambes de l'opéré par deux aides qui joueront de la sorte un rôle très important au cours de l'opération.

Le Dr Doyen dans sa Technique Chirurgicale et le Dr Lejars dans sa Chirurgie d'Urgence (page 590) nous montrent d'une façon très claire comment il est possible dans la pratique de réaliser la position de la taille au moyen d'un vulgaire manche à balai, qui permet de ne pas immobiliser deux personnes.

Enfin, dans les services hospitaliers, on emploie, à cet effet, des *porte-cuisses* sur lesquels repose le creux poplité. Ces modèles à hauteur variable, qui sont encore d'un usage courant dans bon nombre de cliniques nous semblent passibles d'un certain nombre de reproches. Et dernièrement encore, le Docteur Davrin (1), étudiant les paralysies post-opératoires, nous mettait en garde contre ces jambières qui peuvent amener une compression des nerfs du creux poplité. Bref, à ces porte-cuisses, nous

____

(1) Echo Medical du Nord, 1904.

préférons de beaucoup soit les *porte-jambes*, modèle
américain: sont les *porte-jambes*, modèle de Doyen,
soit encore les *talonnières vertébrales* de Jayle avec
lesquels ont obtient une immobilisation parfaite,
sans fatigue pour le malade et avec la possibilité de
donner toutes les inclinaisons nécessaires.

2° **Position périnéale inversée**
(ou sacro-verticale)

La position précédente se prête mal aux périnéo-
tomies pratiquées pour aborder des organes très
profonds (prostate, vésicule séminale), en rapport
étroit avec d'autres organes qu'il importe de ména-
ger. Aussi a-t-on cherché une attitude amenant une
ampliation considérable de la région périnéale.

A cet effet, Proust, désirant étendre en arrière le
champ opératoire, a exagéré encore le relèvement
du périnée sur lequel avait déjà insisté Verrhogen.
Il place son malade « sur un plan incliné articulé
qui lui soutient le dos et la région lombaire, en le
repliant de telle manière que son siège en entier
s'élève au-dessus du bord de la table. La grande
inclinaison de la colonne lombaire, oblique à plus
de 45°, *jointe au rabattement des cuisses* relève le
sacrum jusqu'à la verticale, et le périnée vient se
présenter *horizontalement* sans les yeux de l'opérateur. »

Sans recourir à la table périnéale, décrite par
Proust, dans son article de la Presse (oct. 1901), on

peut utiliser toute table permettant la position déclive (1). Il suffit, le malade étant dans la position de la taille, de soulever plus ou moins le bas-

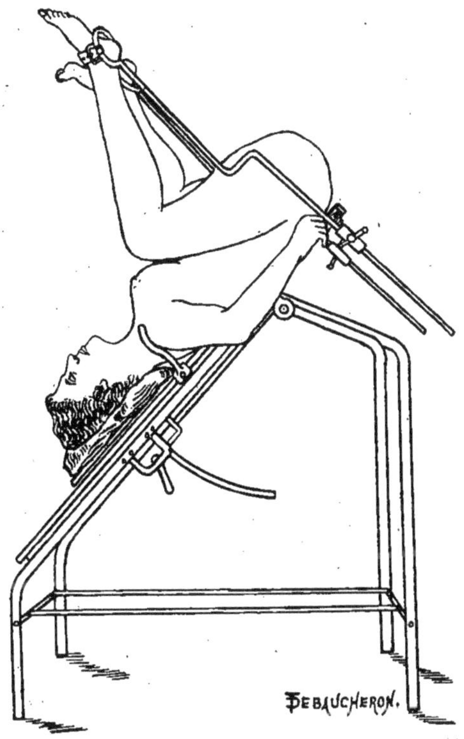

Fig. VI

Position périnéale inversée, réalisée par la position de la taille associée à la déclivité.

sin sur la table, et, ceci fait, de placer le malade en position déclive à 45°.

Ainsi disposé, le périnée est d'un abord facile; il

______

(1) Voir Jayle, Presse Médicale, 25 juin 1902.

est largement déplissé, bien étalé, bien éclairé et ne représente plus cette gouttière étroite qui gênait tant autrefois les opérateurs. En outre, l'asepsie de la région est commode à obtenir et facile à maintenir ; les compresses n'ont plus tendance à tomber, et les clamps opératoires sont aussi stables que sur une paroi abdominale en position horizontale.

On pourrait craindre que semblable attitude n'ait un retentissement fâcheux sur la respiration et la circulation. Il n'en est rien. Proust déclare même que le redressement du siège en relâchant le ventre ne fait qu'augmenter encore l'étendue des mouvements respiratoires.

Nous n'irons pas cependant aussi loin que lui et nous croyons bon de maintenir à ce sujet les réserves que nous avons faites, au chapitre de la position de Trendelenburg, quand nous avons parlé des obèses, des cardiaques, etc.

CHAPITRE II

DES INTERVENTIONS SE PRATIQUANT PAR LA VOIE INFÉRIEURE

1°) Chirurgie de l'appareil génital de la femme

Toutes les opérations pratiquées sur la *vulve et le vagin*, se font dans l'attitude que nous avons décrite, en associant ou non la position déclive à la position gynécologique. Jayle recommande beaucoup cette combinaison dans laquelle l'accès du bassin est facilité par suite du refoulement du paquet intestinal vers le diaphragme. De la sorte, dit-il, les opérations vaginales sont très simplifiées, et quelques-unes d'entre elles (cure de la fistule vésico-vaginale par exemple) rendues infiniment plus faciles.

C'est encore à cette position qu'on s'adresse pour les *interventions sur le col*, et pour *l'hystérectomie vaginale*. A ce propos, Doyen, précise un point auquel il semble attacher une grande importance. Pour lui, il faut bien se garder de placer la malade « les cuisses fléchies sur le ventre, et les jambes sur les cuisses ». Dans cette position, en effet, la vulve est dirigée vers le plafond et l'axe du vagin absolument ascendant (1).

Or c'est là une position défectueuse, susceptible d'amener de gros ennuis opératoires. Ce qu'il faut, c'est que la malade ait les jambes étendues sur les cuisses, et celles-ci en demi-flexion et abduction, de manière à ce que l'axe du vagin soit horizontal et presque descendant. Les manœuvres de traction et de renversement en avant de l'utérus deviennent ainsi des plus simples.

____

(1) V. Technique chirurgicale, fig. 321.

2°) **Chirurgie de l'appareil uro-génital de l'homme**

Sous l'influence des travaux de l'Ecole de Necker (Albarran, Proust, Gosset, Legueu) la voie périnéale a reconquis, dans la chirurgie de l'homme, un peu de la faveur qu'elle avait autrefois. Aux petites incisions, on a substitué les incisions larges qui permettent de marcher droit aux organes sans crainte de les blesser, puis, pour diminuer la profondeur du périnée, on a imaginé la position périnéale inclinée qui permet de conduire une opération périnéale comme une laparatomie.

Dans *l'urétrotomie externe*, il est préférable (Duval, Hartmann) de substituer à la position périnéale ancienne, une position intermédiaire entre celle-ci et la position périnéale inversée en glissant sous le sacrum un coussin épais, ou mieux en combinant cette position de la taille à la position semi-déclive (20 à 25°). Il est même nécessaire de veiller à bien fléchir et à bien écarter les cuisses de façon à tendre les tissus et « à rendre plus résistante l'aponévrose moyenne, qui, dans cette opération ne doit pas être dépassée ».

Quelle attitude donner au malade dans *l'ablation de la prostate et des vésicules séminales* ?

Proust, Gosset, Duval recommandent chaudement la position périnéale inversée. En revanche, au lieu de placer le périnée horizontalement, Hart-

mann (1), et Albarran (2) le disposent oblique en bas
et en avant, en prenant soin que le *sacrum déborde
nettement le rebord de la table*. Et, au lieu de mul-
tiplier les coussins de sable, qu'il est bon de n'employer que dans le cas d'urgence, ils utilisent une
table à renversement qu'ils inclinent selon les
besoins, en veillant au maintien du malade par des
épaulières qui l'empêchent de glisser.

La pathologie *du sympathique pelvien*, a fait l'objet de travaux nombreux de la part de l'Ecole Lyon-
naise, et plus particulièrement de M. Jaboulay dont
les idées nous été récemment présentées par MM. Patel et Viannay (3). Or, pour agir directement sur le
rectum, entre autres procédés, M. Jaboulay utilise
le décollement du rectum que, dans un cas, il a exé-
cuté en position de la taille *très élevée*, c'est-à-dire
avec une inclinaison assez considérable du malade.

---

(1) Chirurgie des organes génito-urinaires de l'homme.
(2) *Th*. Petit. Paris, 1902.
(3) *Gazette des Hôpitaux*, 26 mars 1905.

QUATRIÈME PARTIE

OPÉRATIONS SE PRATIQUANT PAR LA VOIE LATÉRALE

La chirurgie de l'appareil urinaire supérieur, est la seule qui, actuellement, utilise, de préférence à d'autres, la voie lombaire. Ce n'est pas, du reste, sans quelques tâtonnements qu'on est arrivé à cette formule qui nous paraît définitive.

Simon, de Heidelberg (Chirurgie des Nieren), plaçait ses malades sur le ventre, de façon que la face déborde l'oreille par en haut ; et Bergmann a même recommandé cette attitude comme favorable à la recherche de l'infundibulum du bassinet et de la partie supérieure de l'uretère. Mais les difficultés de l'anesthésie, et de la recherche du rein qui s'enfonçait dans la cavité abdominale, ont vite fait abandonner cette position.

Brun (1), voulant amener le rein à se présenter

(1) Zu technik des Leudennierenschutks. Berlin. Klin. Woch. 17 décembre 1881.

de lui-même dans la plaie, a conseillé le décubitus latéral, *sur le côté opéré*. Mais l'obligation d'opérer de bas en haut, au fond d'une plaie où le jour ne pénètre pas, sont des inconvénients tels que cette position n'a obtenu aucun succès près des chirurgiens.

1°. **Position latérale.** — C'est en effet, *la position latérale sur le côté sain* qui semble avoir rallié tous les suffrages.

Le malade étant étendu latéralement, il s'agit de développer à son maximum la région opératoire qui

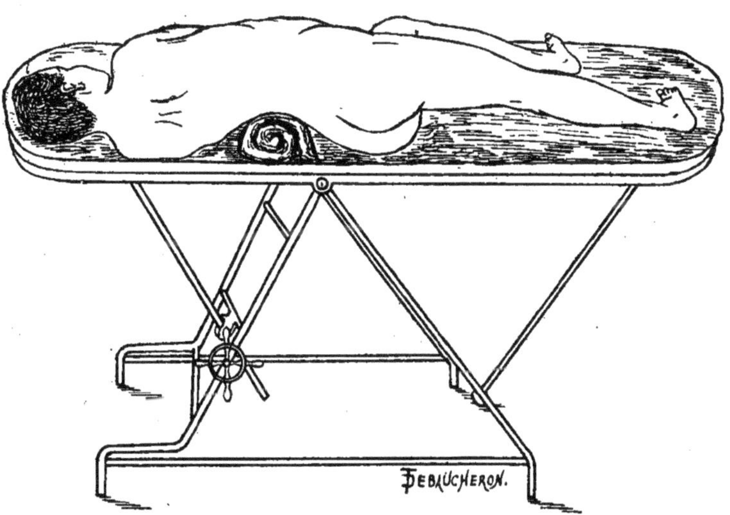

Fig. VII

Malade en position latérale pour les opérations sur le rein.

s'étend de la 12° côte à la crête iliaque, et, pour cela, on soulève la région lombaire du côté sain, de façon à faire bomber le côté malade.

Dans les tables à opération, qui, comme celle de Doyen sont composées de plusieurs segments indépendants actionnés par des crémaillères, il est facile de rendre plus saillant et plus accessible le côté à opérer. Mais, si l'on ne dispose que d'une table ordinaire, on y arrive aisément en glissant dans l'échancrure costo-iliaque un coussin de sable de 4 à 5 cm. de diamètre, sur lequel se moule bien la partie latérale du corps. De la sorte, la région malade présente, au lieu de 4 à 5 cm., un développement de 7 cm. en moyenne.

Mais à un malade ainsi endormi, il faut de la stabilité. Aussi pour obtenir une immobilisation complète, la cuisse du côté sain est fléchie sur le bassin, la jambe fléchie sur la cuisse, tandis que le membre du côté malade est dans l'extension.

Quant aux bras, celui du côté malade est maintenu en avant, et celui du côté sain, inférieur dans cette situation, doit être surveillé afin d'éviter les paralysies radiales par compression, qui ont été signalées dans certains cas.

Dans cette situation, l'anesthésie n'est pas toujours facile à réaliser ; la tête est mal fixée, la trachée quelquefois comprimée et tordue etc... Il en résulte des troubles respiratoires qu'on évite en disposant sous la tête du malade un coussin permettant à celle-ci de rester bien horizontale et de ne pas présenter d'inflexion latérale.

Avantages et inconvénients. — Cette position permet l'énucléation assez rapide du rein. De même elle laisse pénétrer dans la plaie la lumière et facilite ainsi les manœuvres opératoires qu'on n'accomplit plus à l'aveugle. Enfin, dans les néphrectomies, le rein pouvant être assez facilement tiré de la profondeur, on éprouve peu de difficulté à poser les ligatures sur le pédicule.

Malheureusement, dans cette position, toute la masse des viscères, y compris le rein, surtout quand il est augmenté de volume, retombe du côté sain, et il est nécessaire pour combattre la tendance de cet organe à s'enfoncer vers la cavité abdominale, de faire refouler la paroi abdominale antérieure d'avant en arrière.

2° **Position dorso-latérale cambrée**. — Dans deux communications (1), Grégoire, s'occupant de la néphrectomie pour cancer, a préconisé une autre position.

Frappé de la rapidité de la récidive, il s'est demandé s'il ne fallait pas voir là plutôt *continuation* de la néoplasie et il est arrivé à cette conclusion que cette repullulation tenait à 3 causes : *a*) aux ganglions que l'acte opératoire n'intéresse que rarement : — *b*) à la capsule adipeuse que beaucoup de chirurgiens laissent dans la plaie, alors qu'elle est souvent déjà le siège de graines néoplasiques (Broel,

_____

(1) Société anatomique, novembre 1903.
Presse médicale, janvier 1905.

Albarran, Hartmann, Lième, Grégoire) : — *c*) enfin à la capsule surrénale qui peut être envahie.

Il faut donc enlever *en bloc* la tumeur et les tissus environnants (Voies lymphatiques, tissu cellulo-adipeux, ganglions), et pour arriver à ce résultat, il importe de donner au malade une attitude spéciale qu'il décrit dans les termes suivants :

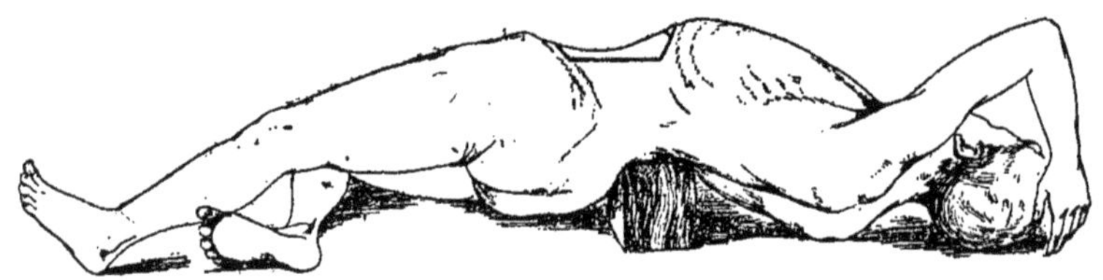

Fig. VIII
Position dorso-latérale cambrée

« Sous la région lombaire du côté malade, on place un coussin de sable dont l'extrémité ne dépasse pas la colonne vertébrale, de telle façon que le côté sain porte à faux et que le corps penche fortement de ce côté. Grâce à cela, le sujet est fortement cambré en arrière, et aussi à demi couché sur le côté. Une alèze pliée en quatre est placée sous la crête iliaque du côté sain et cale le malade. Il est de la sorte dans une position intermédiaire au décubitus dorsal et au décubitus latéral, en plus fortement incurvé en arrière. Cette position a l'avantage d'ouvrir largement la partie antérieure de l'espace costo-iliaque et de faciliter les divers temps de l'opération ».

(2) Cette figure, extraite d'un article de la *Presse Médicale* (25 janvier 1905), paru sous la signature du Docteur Grégoire, Prosecteur des Hôpitaux, nous a été prêtée par M. Masson, éditeur. Nous les remercions vivement tous deux de leur obligeance.

CINQUIÈME PARTIE

OPÉRATION DANS LA POSITION VENTRALE

Placer ses malades sur le ventre pour leur faire subir une opération grave nécessitant une anesthésie plus ou moins prolongée, paraît à première vue assez délicat. Nous sommes peu familiarisé avec semblable attitude et cependant il faut croire que nos préventions sont injustifiées puisque certains chirurgiens n'hésitent pas à la recommander.

Voici comment le Dr Depage (1) décrit son procédé: « Le malade est couché en décubitus ventral *le siège* élevé par un coussin cylindrique placé sous le bassin, *les jambes* écartées et fixées au bout de la table: *la poitrine* reposant sur un coussin plat peu élevé: *les bras* pendent aux côtés de la table, et *la tête*, tournée à droite, reposant directement sur la table, de façon à permettre la narcose. »

On pourrait croire que ce procédé soit incompa-

(1) Journ. de Médecine de Bruxelles, 30 juin 1904. Congrès de Chirurgie 1904.

tible avec une anesthésie complète. Il n'en est rien. Dans aucune des opérations, il n'a été signalé d'alertes ; au contraire, il a semblé que le malade respirait toujours avec une très grande liberté.

Indications. — 1°) Le Dr Depage recommande beaucoup cette attitude dans le *cancer du rectum*, et elle lui apparaît comme la meilleure et la plus simple. Il lui reconnaît, en effet, un certain nombre d'avantages qu'il apprécie très vivement : les hémorrhagies seraient peu abondantes ; l'opération serait très rapide (20 à 30 minutes), grâce à la position du corps qui permet *de voir clair*.

Nous ne saurions, à ce sujet, donner de conclusions fermes et l'avenir seul pourra trancher la question ; mais nous croyons, qu'en présence des affirmations catégoriques du Docteur Depage, il n'y a pas place pour un scepticisme a priori.

2° Dittel (1), suivi par Depage, conseille en outre, *pour la prostatectomie*, de placer le malade sur le ventre, le siège au bout de la table. Dans cette position, très commode pour l'opérateur, on aurait la prostate sous les yeux et on l'apercevrait pour ainsi dire à pic.

Ces conclusions favorables n'ont pas été acceptées par les chirurgiens, qui sont restés fidèles à la position périnéale que nous avons décrite plus haut.

3° Enfin, dans un article auquel nous avons déjà

______

(1) Wiener, Klin. Woch. 1890 n° 18 p. 339.

fait allusions, M. Jaboulay, pour *faire le décollement du rectum* qui lui permettra de tirailler, sectionner, ou exciser la chaîne ganglionnaire et les troncs sympathiques du bassin, donne ses préférences à la position ventrale sur la position de la taille qui lui paraît moins favorable.

Après avoir coupé au ras du bout du sacrum les insertions du grand fessier, et les fibres les plus internes du grand ligament sacro-sciatique, il décolle au doigt le rectum de la face antérieure du sacrum. Il croit ainsi « amener une modification profonde du système d'innervation viscérale du petit bassin, ainsi que des connexions des racines du sciatique avec les plexus ganglionnaires. »

SIXIÈME PARTIE

TABLES OPÉRATOIRES

Arrivé au terme de l'étude que nous avons tentée, nous avons été tout naturellement amené à nous demander comment on pouvait concevoir une table d'opération, et quelles étaient les qualités qu'il fallait exiger de tout modèle.

Pour qui sait le nombre incalculable de tables qui ont vu le jour en ces dernières années, ce problème paraîtra à première vue sans intérêt aucun. Et cependant, à la réflexion, nous avons estimé qu'il y avait là une synthèse instructive à faire, et ce sont les résultats de nos recherches que nous allons exposer maintenant.

Les tables opératoires doivent être étudiées en deux chapitres distincts, suivant qu'il s'agit de tables fixes ou de tables portatives.

TABLES FIXES

a) Toutes ces tables seront construites en métal, afin que leur nettoyage soit facile et rapide, les tables en bois peint ont vécu et ne figurent plus que rarement dans les salles d'opération.

b) Leur mécanisme doit être aussi peu compliqué que possible, la complexité les rendant délicates à manœuvrer, et augmentant considérablement leur prix d'achat.

c) Un certain nombre de chirurgiens (Kocher, par ex.) estiment que toutes les tables opératoires devraient être chauffées, et qu'on éviterait ainsi un certain nombre de complications broncho-pulmonaires.

Il est possible qu'on prenne un jour ces observations en sérieuse considération, mais actuellement en France on n'attache pas grande importance à cette question, qui paraît compliquer beaucoup la disposition des tables ; on se contente de prendre des précautions élémentaires contre le refroidissement des malades.

d) Faut-il exiger des tables, qu'elles soient à hauteur fixée ou à hauteur variable ?

Désireux, avant toutes choses, de ne pas compliquer le mécanisme, nous avions, au début de nos recherches, une tendance très marquée à conclure dans le sens de la hauteur fixe. Puis, après avoir causé avec plusieurs de nos collègues que ces questions intéressent particulièrement, surtout après avoir vu, il nous a paru plus sage de recommander, si possible, une table à hauteur variable. Pour que l'acte opératoire se fasse avec toutes les garanties de succès, il faut, en effet, éviter d'imposer au chirurgien une position qui, prolongée, pourrait ame-

ner une grande fatigue. Or que se passe-t-il souvent. ?

Opère-t-on sur le cou, la tête pendante, à moins
de s'asseoir, ce qui n'est pas toujours commode,
l'opérateur est obligé de se pencher plus ou moins
pour travailler dans le champ opératoire.

Que de fois d'autre part, avons-nous vu des
chirurgiens obligés de monter sur des tabourets
pour explorer avec fruit la cavité abdominale, les
régions de l'hypochondre ou de l'épigastre, chez des
obèses, à gros ventre, à parois épaisses.

Enfin il n'est pas jusqu'aux opérations en déclive,
dans lesquelles, par suite de l'inclinaison, le bassin
est à un niveau ou trop haut, ou trop bas, ce qui
fait prendre au chirurgien une position fausse qui
le fatigue beaucoup.

Nous concluerons donc d'une façon très ferme en
faveur d'une table à hauteur variable, toutes les fois
qu'il sera possible de se la procurer, les limites oscil-
lant entre $0^m,70$ et $1^m,20$ environ.

Dispositif général de la table

Si nous schématisons les diverses positions que
cette table doit nous permettre de réaliser, nous en
trouvons très exactement six :

position horizontale.
position de Rose.
position de Morestin.

position déclive $\left\{\begin{array}{l}\text{Trendelenburg} \\ \text{Kocher}\end{array}\right.$

position cambrée latérale ou dorsale.

position de la taille ou position gynécologique.

Il s'agit donc d'imaginer un dispositif de table, susceptible de faire passer *rapidement* l'opéré d'une position à l'autre, de le faire évoluer d'une *façon simple*, selon les besoins du chirurgien, sans qu'il soit nécessaire de recourir au classique coussin glissé sous le cou, sous les reins, etc., pour infléchir ou soulever telle ou telle région.

Avec notre collègue et ami Baudouin que nous remercions de nous avoir prêté si aimablement son concours, nous avons cherché la solution de ce problème et ce sont les résultats de nos recherches que nous allons communiquer.

La disposition en 4 segments est celle qui nous a paru, comme à beaucoup d'autres, la mieux adaptée au but que nous poursuivons :

Un segment pour les membres inférieurs.

Un segment étendu du pli fessier au pli de flexion de la région lombaire.

Un segment étendu de ce pli de flexion à la 7ᵉᵐᵉ cervicale.

Un segment pour la tête et le cou.

1° Dispositif pour les membres inférieurs

a). Un certain nombre de constructeurs font reposer les 2 membres inférieurs sur une pièce unique, mobile sur les autres segments, et dont la longueur a été calculée d'après des moyennes prises sur un grand nombre de sujets.

A cette disposition, nous croyons préférable de substituer, comme on tend à le faire maintenant, deux pièces mobiles et articulées, *les jambières* sur lesquelles sont fixés, au moyen de lacs, les deux membres inférieurs. Nous trouvons à cela un certain nombre d'avantages.

Il est plus facile d'obtenir l'immobilité des membres, sans faire courir aux malades, des risques de compression nerveuse.

Doit-on agir sur un seul membre (ampututation, résection, osteotomies, etc), on peut se débarrasser aisément du membre sain, l'éloigner du champ opératoire, sans avoir besoin pour cette besogne d'un aide spécial.

Enfin, avec ce dispositif, il est commode de pratiquer un lavage vaginal et de sonder la malade, quand elle est endormie.

b). D'ailleurs nous croyons nécessaire de posséder en réserve une rallonge en métal ou en bois, sur laquelle on disposera les membres inférieurs, quand on aura besoin d'un plan très résistant (opération sur les os en particulier).

c). Quant au maintien des membres inférieurs, lors des opérations sur le périnée, le vagin, etc., nous nous sommes déjà expliqué sur ce sujet, et nous n'y reviendrons pas.

2° **Dispositif par le tronc et la tête**

Mises à part la position horizontale, la position déclive, la position de la taille, nous voyons que, pour obtenir les autres attitudes, il faut tenir compte de la mobilité des divers segments du tronc les uns sur les autres, et de la mobilité de la tête sur le tronc.

Or, parmi les mouvements que présente la colonne vertébrale, seules la flexion, l'extension, et l'inclinaison latérale peuvent nous intéresser. Nous avons donc à déterminer les centres de ces mouvements pour en déduire la longueur qu'il convient de donner aux divers segments de la table.

Les mensurations que nous avons faites à l'hôpital sur un grand nombre d'hommes et de femmes, nous ont conduit aux résultats ci-dessous :

Longueur du pli fessier au centre de mobilité de la région lombaire :

> femmes $= 0^m,210$ environ
>
> hommes $= 0^m,220$

Longueur du centre de mobilité lombaire à la 7eme cervicale ou proéminente :

> femmes $= 0^m,360$ environ
>
> hommes $= 0^m,365$

Longueur de la 7eme cervicale au sommet de la tête :

> femmes $= 0^m,28$ à $0,21$
>
> hommes $= 0^m,24$ (chevelure moins fournie).

Ces mesures, qui ne sont que des moyennes, nous ont paru avoir un caractère de fixité assez grand, ce qui n'a pas lieu de nous surprendre, puisque « chez tous les individus de même âge, la colonne vertébrale semble avoir sensiblement la même longueur, ce qui prouve que les différences dans la taille tiennent surtout au développement plus ou moins considérable des membres abdominaux » (Richet. Anatomie Médico-Chirurgicale).

En possession de ces documents, nous avons cru possible de conclure, que, pour obtenir une table susceptible de rendre de très grands services, il fallait donnner:

  au segment inférieur, 0,35 à 0,36
  au segment dorsal,   0,37 à 0,38
  au segment cervico-céphalique, 0,27

Certes nous n'avons pas l'intention de prétendre que de pareils chiffres ne sont susceptibles d'aucune modifications, mais nous croyons qu'il faudra s'en inspirer le plus possible et surtout maintenir le principe des « *segments inégaux* ».

Quelques détails de construction

Tel est le dispositif qui, examiné dans l'ensemble, nous a paru le meilleur à recommander. A cela nous ajouterons les considérations suivantes.

Il faut que le segment inférieur présente entre les jambes de la malade une *échancrure* disposée de façon à ce qu'on puisse facilement pendant l'opération, faire ou faire faire toutes les manœuvres vaginales nécessitées par l'introduction de pinces des-

tinées à indiquer les culs-de-sacs, ou, après l'opération, à placer les drains et les mèches que le chirurgien croit devoir laisser à demeure. Cette disposition paraît au Dr Faure si importante, qu'il n'hésite
pas à déclarer qu'il faut modifier ou rejeter les
modèles ne présentant pas cette échancrure.

Lé segment cervico-encéphalique devra pouvoir
être enlevé aisément pour qu'on lui substitue un dossier avec serre-tête analogue à celui que nous avons
décrit sur la table du Docteur Morestin.

La table étant horizontalement disposée et le
malade endormi, un mécanisme *simple* et *facile à
manœuvrer* devra permettre de placer *rapidement*
le malade dans les diverses positions que nous avons
décrites, sans qu'il soit besoin de le soulever pour
glisser sous lui coussins, draps, ou sacs de sable.

Table portative

La table portative, devant être légère et *pliante*,
sera beaucoup plus simplement disposée que la table
fixe ; et en particulier il ne nous paraît pas possible de chercher si elle sera à hauteur fixe ou
variable.

On lui demandera donc beaucoup moins. En dehors
de la position horizontale, nous croyons que les chirurgiens devront se contenter : 1° de la position déclive
avec suspension par les jambes et les épaules (d'où
nécessité des épaulières) ; 2° de la position de la taille
(d'où nécessité de porte-jambes).

Si le besoin se fait sentir de placer le malade en

position cambrée latérale ou dorsale, on l'obtiendra aisément au moyen de draps ou de coussins.

Quant aux positions de Rose et Morestin, les opérations qui leur sont réservées sont en somme assez rares, et il est simple, le cas échéant, de les réaliser par un dispositif d'urgence que la nécessité ne manquera pas de suggérer.

Nous ne chercheronspas maintenant s'il existe une table opératoire ainsi composée ; sauf quelques modifications de détails, il est fort probable qu'on doit la rencontrer dans certaines cliniques hospitalières ou particulières. A quoi bon dès lors, dira-t-on, reprendre des notions courantes. Cette objection nous avait de prime abord frappé ; puis nous avons cru comprendre que nous ne faisions pas œuvre vaine *en synthétisant* des notions éparses dans un grand nombre d'ouvrages, qu'on en saurait tirer quelque profit et c'est là ce qui nous a décidé à entreprendre ce travail.

INDEX BIBLIOGRAPHIQUE

I. Opérations sur la tête et le cou

BLANDIN. — Des accidents qui peuvent survenir pendant les opérations chirurgicales, 1841.

CELSE. — *Traité de Médecine* (traduction de Ch. des Etangs. Paris, 1858).

CHALOT. — *Traité élémentaire de chirurgie et de médecine opératoires*, 3ᵉ édition Paris, 1898.

CHASSAIGNAC. — *Traité de thérapeutique chirurgicale*, 1861.

CHIPAULT et DALEINE. — *Nouvelle Iconographie de la Salpétrière.* 4º 4, 1894.

CLARY. — *Thèse* de Paris, 1903.

DÉNOMMÉ. — *Thèse* de Paris, 1903.

DURANTE. — Un novo metode operatore per aspatazione del laringe. *Policlini Roma*, 1904, XI sez chir. 1-5.

DURET. — *Des contre-indications à l'anesthésie chirurgicale. Thèse* de Paris, 1880.

GRIVEAUD. — *De l'hémorrhagie dans l'opération du bec de lièvre. Thèse* de Paris, 1876.

GUYON. — *Chirurgie clinique*, 1873.

JABOULAY. — Cliniques chirurgicales.

JARY. — L'anesthésie dans les opérations de la face. *Thèse* de Paris, 1880.

KOCHER. — *Traité de médecine opératoire*, 1904.

LISFRANC. — *Médec. opératoire*, 1846.

MALGAIGNE. — *Médec. opératoire*, 1888.

MENIÈRE. — *Ann. Malad. Oreilles, Nez, Larynx*, avril 1904.

HENRY MEIGE. — Les opérations sur la tête. *Nouvelle Iconographie de la Salpêtrière*. 1895.

MICHEL. — De l'emploi du chloroforme dans les opérations sur la face. *Union Médicale*, 1850.

MORESTIN. — De la position du malade dans les opérations sur la tête et le cou. *Gazette des Hôpitaux*, 20 février 1905, *Congrès de Chirurgie*, 1902.

MOURE. — *Revue hebdomadaire de laryngologie*, 4 juin 1904, 16 juillet 1904.

NELATON. — De l'influence de la position dans les maladies chirurgicales. Paris, 1851.

PANTALONI. — Position de Rose en chirurgie faciale. *Arch. provinciales de chirurgie*, 1892.

PIORRY. — Influence de la pesanteur sur la circulation, 1835.

REUSS. — Quelques considérations sur la chloroformisation la tête pendante. *Journal de thérapeutique*, 1882.

RICHET. — Dictionnaire de physiologie.

ROSE. — *Arch. für Klin. chir.* Berlin, 1874.

TAPTAS. — *Ann. Mal. Nez. Oreilles, Larynx*, février 1903.

TERRIER, GUILLEMAIN, MALHERBE. — Chirurgie de la face, 1897.

VERNEUIL. — Ecoulement sanguin dans certaines opérations pratiquées sur la face. *Arch. gén. de Médecine*. Paris, oct. 1870 3ᵉ série t. II.

WEISS. — De la chloroformisation la tête pendante par la méthode de Rose. *Soc. de Médecine de Nancy*, 1881-1882. *Revue Médicale de l'Est*. Nancy, 1882.

II. Opérations sur l'abdomen

BOLOGNESI. — Chloroformisation sur plan incliné. *Arch. provinciales de chirurgie*, 1892.

Chiron. — De la position élevée du bassin en chirurgie abdominale. *Thèse* de Paris, 1894.

Cleveland. — Operating table for the Trendelenburg posture. *Ann. G. Obst. N. Y.,* 1892.

Cleveland. — An operating table for general and gynacological surgery adopted to give the Trendelenburg posture. *N..Juk. J. Gynœcol. a obst.,* 1892.

Congrès de Chirurgie de Berlin. — 1901. *Krenlein.*

Congrès de Chirurgie de Berlin. — 1903. *Kraske, Trendelenburg, Rotter, Von Eiselberg, Konig, etc.*

Decio. — Un letto per operazioni ginecologische et il plano inclinato nelle laparotomie. *Ann. di obst. et ginéco. Milano,* 1891.

— Ancoro un parola sulla posizione de Trendelenburg. *Ann. di obst. et ginéco. Milano,* 1892.

Delagenière. — Du plan incliné dans certaines laparatomies. Progrès Médical, 1891.

— Du plan incliné à 45°; ses avantages en chirurgie abdominale; étude fondée sur 182 opérat. *Ass. française de chirurgie.* Proc. Verb. 1893. (p. 439-450).

— Du plan incliné dans certaines laparotomies 8 cas. *Paris, Lecrosnier et Babé* 1891. 24 pages 8°

Desfosses. — *Revue de gynécologie et de chirurgie abdominale,* 1899, 10 août.

Doyen. — Technique chirurgicale.

Edfbohls. — A combined laparotomy and gynecological operating table. *Méd. Rec. N. Y.* 1891-598-600.

Fœrsten. — A gynœcological operating table feluitating the employment of Trendelenburg posture. *N. York M. J.* 1891-527.

Goodell. — Trendelenburg's position and the use of catgut in hysterectomie. *Ann. gynécol. Pediatr. Phila.* 1891;-109-114.

Hartmann. — *Soc. de chirurgie.* 7 décembre 1904.

Hegar et Kaltenback. — Traité de gynécologie opératoire, 1885.

Jayle. — L'examen gynécologique en position déclive. *Presse Médicale*, 25 juin 1898.

— Nouvelle table gynécologique, *Presse Médicale*. 15 février 1899.

— L'examen gynécologique, *Presse Médicale* 1899.

— Sur une nouvelle position gynécologique, *Presse Médicale*. 1900 (p. 162).

— L'examen gynécologique en position déclive. *Presse Médicale* 1902 (n° 51).

— Position déclive, *Presse Médicale*. 25 juin 1902.

— La mort et les accidents provoqués par la position déclive en chirurgie abdominale, *Presse Médicale*. 16 septembre 1904.

— La position déclive. *Presse Médicale* 1904 (603-606).

Johnston. — Operating chain for surgical and obstetrical operation, and vaginal examination. *Maayland a Virg. M. J. Richmond* 1860 (p. 140).

Kocher. — Ueber die Beckenhochlage und the Venverlhang durch Hern Trendelenburg *Deutsch. méd. Woch.* Leips. et. Berlin 1891 n° 17.

Labusquière. — De la position élevée du bassin dans la chirurgie abdomino-pelvienne. *Ann. de gynécolog. et d'obstétr.* 1891 janvier.

Léopold u. Weber. — Becken hoch lagerung bei laparotomie *Centralblat f. gynœk Leipsig* 1890 n° 42.

Mackendort. — Ein gynœkologische operationtinh *Centralb. gynœk. Leipsig.* n° 10.

Moc Kelvay. — A potable franse for secring the Trendelenburg fortnne, *N. York J. gynécol. a. obst.* 1883, 583-585.

Mally. — Paralysies post-anesthésiques. *Revue de chirurgie* juillet 1899.

Meyer. — Position de Trendelenburg *Arch. f. Klin. Chir. Berlin.* 1885 et *Med. Rund N. Y.* 1890.

Mendes de Léon. — Ein. nenes mitesuschungysvefahren. *Centralb. f. gynœcol. Leips*, 1888.

Moret. — *Thèse* de Paris. 1898-1899.

Monod et Vanverts. — *Technique chirurgicale.*

Pouchet. — *Congrès de chirurgie*, 1903.

Peraire. — Plan incliné portatif pour les opérations abdominales, *Rev. de Chirurgie* Paris, 1893.

Sprengel. — Ein. operationtisch nuit abflus soovtuktung. Centralbl. f. chri. Leips, 1884.

Strone. — Ein neuer transportabler gynœkologischen interuchungstesch-mit speculum fiscator. *Wien. med. Presse*, 1891.

Trendelenburg. — Ueber Blasenschenden fertel ovationner und ueber beckenhochlageremy bei operationen un des Banchhöhle. *Sannul, Klin. Vort.* Leipzig, 1889.

—   Demonstration eines neder operationkinher. *Verhanal d. dentticls. gesellsch f. chirurg.* Berlin, 1890.

Vert. — Ueber die Techrik des Laparotomies. *Berl. Klin. Welmsch*, 1889.

III. Opérations se pratiquant par la voie basse

Delbet Paul. — Instruments pour la prostatectomie périnéale. *Assoc. française d'urologie.* Proc. verb. 1903.

Delbet Paul. — Prostatectiomie périnéale. technique et instrumentation. *Ann. des Malad. des org. génito-urinaires*, 1902.

Dittel. — *Wiener Klin. Woch.* 1890. p. 339.

Doyen. — *Technique chirurgicale.*

Edebohls. — A self retainuing vaginal speculum f. operation in the dorsol position. Med. Rev. N. J, 1891.

Freger. — A. Wew. méthod. of. performung. perineal prosta tectomy, *Brit. M. J. Lond.* 1900.

Labadie-Lagrave et Legueu. — *Traité de gynécologie.*

Patel et Viannay. —Intervention sur le sympathique pelvien. *Gazette des Hôpitaux*, 26 mars 1904.

Pozzi. — *Traité de gynécologie.*

Proust et Gosset. — Ann. des Mal. des org. genito-urinaires 1900.

Proust. — *Thèse*, Paris, 1900.

— *Presse Médicale*, 30 octobre 1901.

— Technique de l'incision prérectale appliquée à la chirurgie de l'homme. *Presse Médicale*, 15 octobre 1902.

Proust. — Manuel de la prostatectomie périnéale pour hypertrophie. Paris, Naud, 1903.

Viard. — Prostatectomie périnéale pour hypertrophie de la prostate. *Nancy*, 1903, 97 pages.

Young. — Conservation perineal prostatectomy ou presentation of. nev. instrument and technico. J. Ann. M. Ass. Chicago, 1903.

IV. — Opérations se pratiquant par la voie latérale

Albarran. — Traité de Chirurgie Clinique et Opératoire. T. VIII.

Berg. — Zur technik de Lendennierenschuttes. *Berlines Klin. Woch.* 19 décembre 1881.

Bruns. — *Wiener medic. Woch.* 1872. *Wurtemberg correspondenzblatt*, 1870.

Duval. — Technique opératoire par les Prosecteurs. Masson, 1904.

Grégoire. — *Soc. Anatomique*, 1904. *Presse Médicale*, 25 janvier 1905.

Guyon. — Leçons Cliniques sur les Maladies des voies urinaires, 1885.

HARTMANN. — Traité de Médecine opératoire et de Thérapeu-
tique Chirurgicale. Organes génito-urinaires. Paris, 1904.
LE DENTU. — Affections chirurgicales des reins, de l'ure-
tère, etc. Paris, 1889.
MONOD et VANVERTS. — Technique opératoire.
SIMON (DE HEIDELBERG). — Chirurgie des Nieren.

V. — **Opérations se pratiquant par la position ventrale**

DEPAGE. — *Journal de Médecine de Bruxelles*, 30 juin 1904,
Congrès de Chirurgie, 1904.
DITTEL. — *Wiener Klin. Woch.* 1890, n° 18, p. 339.
PATEL et VIANNAY. — *Gazette des Hôpitaux*, 26 mars 1904.

Sens. – Imp. MIRIAM, 1 rue de la Bertauche

www.ingramcontent.com/pod-product-compliance
Ingram Content Group UK Ltd.
Pitfield, Milton Keynes, MK11 3LW, UK
UKHW022311070726
13614UKWH00002B/671